QU'EST-CE QUE

LA

PHRÉNOLOGIE?

QU'EST-CE QUE

LA

PHRÉNOLOGIE?

OU

ESSAI

SUR LA SIGNIFICATION ET LA VALEUR DES SYSTÈMES DE PSYCHOLOGIE EN GÉNÉRAL,

ET DE CELUI DE GALL EN PARTICULIER;

Par F. Lélut,

MÉDECIN SURVEILLANT DE LA DIVISION DES ALIÉNÉS DE L'HOSPICE DE BICÊTRE,
ET MEDECIN ADJOINT DE LA PRISON.

Ces mots sont assez commodes, si l'on s'en sert, comme on devrait se servir de tous les mots, de manière qu'ils ne fassent naître aucune confusion dans l'esprit, et sans supposer qu'ils signifient quelques êtres réels dans l'âme, lesquels produisent les actes d'*Entendre* et de *Vouloir*.

LOCKE, *Essai philosophique sur l'Entendement humain.* — De la Puissance.

Bruxelles,

ÉTABLISSEMENT ENCYCLOGRAPHIQUE,

RUE DE FLANDRE, Nº 155.

—

1837.

AU LECTEUR.

———

En publiant un ouvrage de la nature de celui-ci, j'éprouve le besoin de me justifier à mes propres yeux, et de donner, aux personnes qui pourront le lire, au moins quelques explications.

Appelé, par ma position, à donner des soins à des fous et à des criminels, à observer, en médecin, des intelligences malades ou coupables, j'ai voulu voir clair dans ces intelligences, et j'ai cherché, dans les nombreux écrits qui traitent de ces matières, dans ceux, surtout, dont la nouveauté et les promesses, pouvaient me donner meilleure espérance, les lumières qui étaient né-

1

cessaires à ce but. Bien que les livres ne m'aient pas fourni tout ce que j'eusse voulu y trouver, je ne les ai pourtant pas abandonnés ; mais je les ai comparés à la nature que j'avais sous les yeux, et à celle que nous portons tous en nous-mêmes. J'ai cherché à lever le voile des mots, pour aller au fond des choses ; à concilier les opinions, quand elles n'étaient contradictoires que pour la forme ; à reconnaître la vérité, là où la critique ordinaire souvent avait signalé l'erreur. J'ai rarement cru fondée cette orgueilleuse prétention de tout système à une originalité qui est presque toujours problématique ; et j'ai eu plus d'une fois l'occasion de me convaincre que, dans les recherches les plus nouvelles en apparence, il n'y a souvent d'autre nouveauté que celle de la forme et de l'à-propos.

Il est, surtout maintenant, une nouvelle doctrine psychologique qui ne prétend à rien moins qu'à renouveler la face de la science, de la société et presque du monde, et qui, semblant rompre tout rapport avec le passé, se pose comme une sorte de *fiat lux*, en fait d'entendement humain. Pour mon compte, j'aurais été bien aise d'assister à ce renouvellement, et même d'en prendre ma part au besoin ; j'aurais été bien aise, surtout, d'être inondé de la nouvelle lumière pour le but que je disais tout à l'heure, et c'est dans ce désir que se sont faites successivement les études que je soumets au Lecteur. Sous ce rapport, elles n'ont pas produit , sans doute , tout le résultat que j'eusse voulu en obtenir ; mais j'ose croire pourtant qu'elles ne m'ont pas été tout à fait inutiles , et je voudrais pouvoir espérer qu'elles rendront le même service à ceux qui , dans des circonstances analogues , éprouveraient une partie de l'embarras que j'ai ressenti. J'ai encore cet espoir que , quel que soit leur peu de valeur , toujours pourront-elles être utiles à propager la vérité : d'abord , parce que je me suis rallié à elle partout où , après mûr examen , elle m'est clairement apparue ; ensuite , parce que je me suis attaché à montrer qu'elle est d'autant plus vraie qu'elle est moins nouvelle , et qu'elle a été plus généralement et plus anciennement reconnue : car le caractère de la vérité , et surtout de la vérité morale et agissante , ne saurait être la nouveauté.

Cet ouvrage , ainsi que son titre l'indique , se divisera naturellement en deux parties. Dans la première , je parlerai des Systèmes de Psychologie considérés en général , et jusqu'à l'apparition de celui de Gall. J'insisterai , surtout , sur les plus modernes à la fois et les plus complets , et je les envisagerai sous le double rapport de leur théorie pure et de leur doctrine d'application. La seconde partie comprendra l'examen de la doctrine de Gall , ou de la Phrénologie , et , après avoir considéré cette doctrine de la même manière , je la comparerai aux systèmes antérieurs , et, surtout , à ceux qui ont avec elle l'analogie ou la ressemblance la plus grande. Cette partie se terminera par des corollaires généraux, destinés à répondre au double titre de cet écrit.

Ce simple aperçu de mon sujet me dispense de m'étendre davantage sur les difficultés d'une tâche dont la première partie réclamerait beaucoup plus de temps et de recherches que je ne puis en donner à son accomplissement. Dans ce qu'elle m'en a coûté, il faudrait que j'eusse bien perdu ma peine pour croire l'avoir traitée avec toute la science désirable, tous les développemens qui y eussent été nécessaires ; et le titre d'Essai que j'ai donné à mon travail, loin d'être assez humble pour l'idée que je m'en fais, l'est d'autant moins que, par sa nature, ce travail est un jugement. Que l'on veuille donc bien me pardonner quelques assertions un peu vives peut-être, quelques formes de langage trop tranchantes, à propos d'hommes et de systèmes, qui sont pourtant haut placés dans mon opinion : c'est un défaut qui n'est que trop commun chez les écrivains qui traitent de matières philosophiques, mais auquel on peut donner pour excuse, l'habitude du recueillement dans le travail, et la forme trop arrêtée qu'elle fait prendre à la pensée, même la plus modeste.

PREMIÈRE PARTIE.

EXAMEN DE LA SIGNIFICATION ET DE LA VALEUR DES SYSTÈMES DE PSYCHOLOGIE EN GÉNÉRAL.

PREMIÈRE SECTION.

CONSIDÉRATIONS PRÉLIMINAIRES.

———

CHAPITRE PREMIER.

But actuel de la philosophie. — Ses rapports avec la société. — La psychologie la représente dans ce but et dans ces rapports.

———

CE que la raison publique et les besoins de la société demandent désormais à la philosophie, ce ne sont plus des logomachies stériles sur des questions qu'elle ne saurait résoudre, et qu'elle devrait s'abstenir de poser ; mais bien des recherches pratiques et des solutions immédiatement applicables au perfectionnement moral et au bien-être matériel de l'humanité : deux choses que, depuis Pythagore et

Platon, la saine morale n'a jamais séparées (1). Sans doute, toutes les parties de la science de l'homme intellectuel, toutes les questions légitimes qu'elle soulève, tous les problèmes résolubles qu'elle se propose ont leur degré d'importance, de nécessité même, qui ne saurait être méconnu, et qui ne permettait pas de les négliger. Mais, on ne peut non plus se le dissimuler, un grand nombre de ces questions et de ces problèmes n'a trait qu'à la langue de la science, qu'à l'analyse purement théorique de ses phénomènes, et ce n'est que de fort loin qu'il est possible de les rattacher à des applications qui importent au double but que je viens de signaler.

Et pourtant, comme on le sent bien, c'est dans ces applications qu'est plus maintenant que jamais, le but de la philosophie, et presque toute la philosophie. Des siècles se sont écoulés à la culture de sa langue, à la discussion de ses méthodes, à l'étude d'une partie seulement des phénomènes qui sont de son ressort. Que tout cela reste dans le passé, ou plutôt, qu'il ne soit pris de ce passé que ce que

---

(1) C'est là le fonds de toute la morale ou plutôt de toute la philosophie de Platon. Voyez aussi *Aristote*, Ethicor. Nicomach., lib. I, cap. V, VI; lib. X. cap. VI, VII.—Magnor. Moral., lib. I, cap. IV. — *Épicure*, dans Diogène Laërce, lib. X. (Gassendi, *Epicuri philosophia*, tome I, p. 15, 16, 87, 88, 90, 97, 98.) — *Cicéron*, De officiis, de legibus. Tuscul., quæst, academ. passim. — *Sénèque*, epistol, XV, LXXIV, LXXV.—*Épictète*, Enchiridion, LXXX.—*Marc-Aurèle*, Pensées, traduct. de de Joly, ch. VII, § VI, p. 79, ch. VIII, § XVIII, p. 105.

l'expérience même des siècles en a montré de vrai, et, pour ainsi dire, de *réel;* et qu'on ne revienne sur les questions de cette nature, qu'autant que de nouvelles séries d'observations pourraient en faire espérer des solutions plus satisfaisantes. Car, on peut bien le dire, ce que n'ont pas pu faire, avec les moyens d'investigation propres aux temps où ils vivaient, d'une part Platon, Descartes, Leibnitz, Kant, d'autre part Aristote, Locke, Reid, Condillac, la philosophie électique moderne ne le fera pas. Mais elle fera ce qu'on l'a vue faire dans ces derniers temps. Elle jouera sur les mots, cohobera des formules, les rendra inintelligibles à force de les faire générales et profondes, et regardera comme au-dessous d'elle de descendre à des applications.

Mais ces applications, ces services, qu'on se garde bien de croire que ce soit d'aujourd'hui ou d'hier que la société les demande à la philosophie. C'est là, au contraire, un tribut qu'elle lui a toujours imposé, et les philosophes qui ont répondu à son appel, sont presque les seuls, soit dans l'antiquité, soit dans les temps modernes, dont elle conserve le souvenir avec reconnaissance, ou dont elle n'ait pas encore tout à fait oublié le nom. Ainsi prononce-t-elle avec une vénération toujours croissante, ceux de Socrate, de Platon, de Zénon de Cittium, qui lui ont donné les premiers des préceptes et surtout des exemples de conduite ; ainsi elle n'a pas oublié qu'Epicure, un des plus anciens promoteurs de la philosophie de l'expérience, est loin d'avoir mérité, par ses mœurs (1), les reproches qu'encourut plus

_____

(1) Diogène Laërce, lib. x, vie d'Épicure, au commence-

tard la secte dont il fut le chef, et qu'il a laissé,
en morale, des préceptes que le stoïcien Sénèque
préféra souvent à ceux même du Portique. Quant à
Aristote, si son nom a acquis une célébrité tellement
populaire, qu'aucune réputation ne l'a encore éga-
lée et ne l'égalera peut-être jamais, c'est qu'il a semblé avoir tout appris à la société ignorante et barbare
qui sortait, il y a quelques siècles, des décombres
du monde romain; tout, la grammaire, la logique, la poésie, l'éloquence, la physique, la métaphysique, la morale, et jusqu'à la physiognomonie,
et qu'il a pu, pendant deux mille ans, être considéré, on peut le dire, comme le précepteur du
genre humain. Aussi le genre humain lui a-t-il gardé
de tout cela une reconnaissance peut-être exagérée;
et c'est aux mêmes titres, et à des titres plus réels
encore, que, dans des tems plus rapprochés de nous,
il a aussi voué un culte d'admiration et de gratitude à
ce Bacon qui, de son regard d'aigle, embrassa,
lui aussi, l'universalité des connaissances humaines,
et put promettre à la société non pas des mots, mais
des choses, non pas des argumens, mais des découvertes (1); magnifiques promesses qu'eut bientôt réa-
lisées de toutes parts cette philosophie expérimentale
dont il est le père, et à laquelle il a tracé des lois

---

ment. — Gassendi, *de vitá et moribus Epicuri*, dans
Epicuri philosophia, 3 vol. in-fol., Lugduni, 1649, t. i. —
Bayle, Dictionnaire historique, article *Épicure*; remarques
N, O, p. 370 et 371 du t. ii, de l'édition de 1740.

(1) *F. Baconis opera, in-folio*, *Lugduni*, 1638. — Ins-
tauratio magna. Distributio operis, p. 18.

qui ont fait sa fortune et, sa gloire , et dont elle ne saurait s'écarter sans se perdre.

A côté du nom de Bacon se place tout naturellement celui de deux hommes qui ont longtemps marché de pair avec lui , qui, comme lui, font honneur à l'esprit humain, mais dont la postérité n'a pas jugé les mérites de même titre que les siens. Je veux parler de Descartes et de Leibnitz. Leur renommée s'abaisse tous les jours, à mesure que celle de Bacon s'élève, et la société qui ne les oubliera pas , a pourtant plus à leur tenir compte de ce qu'ils ont voulu faire , que de ce qu'ils ont réellement fait pour elle. Ce qu'elle estime encore en Descartes, au milieu de toutes les erreurs d'une imagination vaniteuse, mal déguisée sous l'apparence d'un doute prétendu philosophique , c'est l'indépendance de son esprit, à une époque où cette qualité était rare et courageuse, et l'impulsion qu'il a communiquée à l'esprit de tous ses contemporains. Ce qu'elle vénère dans Leibnitz , c'est, avec la noblesse et la bonté de son caractère, l'immensité et la profondeur de ses connaissances, et le mérité d'avoir pu disputer au grand Newton quelques-unes de ses découvertes.

Quant à ces hommes , dont l'esprit louche et verbeux n'a vu , dans la philosophie, qu'une arène pour les mensonges du sophisme antique , ou pour les subtilités de la scholastique moderne ; quant aux philosophes dont la raison, toute spéculative, s'est perdue tout entière dans les nuages du panthéisme, ou dans les abstractions de l'idéalisme, ou, enfin, dans les abîmes d'un doute extravagant, comme ils n'ont rien fait pour la société , la société ne fera rien pour leur mémoire. Elle ne se demandera même pas si les écarts de leur raison n'étaient pas un mal de l'époque; elle laissera à la science pure le soin de chercher le bon grain dans l'ivraie de leurs systèmes; et les noms de Rouscelin, de Spinosa et de Berkeley lui-même (1), lui seront bientôt aussi inconnus que ceux de Gorgias, de Xénophane et de Zénon d'Élée.

Ce n'est pas que la société soit indifférente aux questions même les plus intimes de la science de l'homme moral. Bien loin de là, le *nosce te ipsum* est de toutes les époques, je dirais presque de toutes les conditions. Une société un peu éclairée veut se connaître elle-même, ne fût-ce que par curiosité: elle le veut d'autant plus que, par cette volonté même, la chose lui semble plus d'à moitié faite, et, parmi les systèmes qui se présentent comme devant achever, en elle, cette connaissance, elle préférera toujours ceux qui paraîtront la lui rendre plus facile et plus saisissable, et en déduire des applications plus immédiates, plus générales et plus fécondes. C'est ce qui fait qu'à toutes les époques, la société a accueilli avec prédilection, quelquefois même avec enthousiasme, les diverses espèces de sensualisme d'Aristote, d'Epicure, de Locke, de Condillac et d'Helvétius, qui rendaient les questions psychologiques plus simples, et, en quelque sorte, populaires, en en supprimant la moitié, et qui promettaient de lui faire de toutes pièces, et, pour ainsi dire, à volonté des Newton et des Vincent de Paule.

De même, elle a écouté avec une faveur plus

---

(1) Je n'apprécie ici, dans Berkeley, que l'écrivain idéaliste des *Dialogues d'Hylas et de Philonous*, et non point l'auteur de la *Théorie de la Vision*.

qu'indulgente, les absurdités, les extravagances des physiognomonistes, et celles de Lavater en particulier ; parce que ces prétendues doctrines devaient lui faire juger de l'intérieur par l'extérieur, de l'esprit par le corps ; lui faire connaître, en un mot, les dispositions originelles, le talent et l'imbécillité, les vertus et les vices, par les formes particulières du visage et par celles des autres parties du corps. Il ne faut pas, non plus, chercher ailleurs la cause de l'espèce de vogue dont jouit, à son apparition, le système de Gall lorsqu'aux yeux du monde surtout, il n'était encore que de la cranioscopie, et qu'il n'avait guère fait que substituer ses *bosses* aux *traits* de la physiognomonie. Plus tard, on s'aperçut que ce n'était pas là tout ce système, que sa psychologie tendait à établir une meilleure théorie des aptitudes naturelles, des affections et des passions, et enfin, de la liberté morale, et à donner, par conséquent, des bases plus solides à l'éducation, à la législation, et à toutes les autres questions de philosophie appliquée. Et l'attention, sollicitée par tant d'utiles conséquences, se porta de la cranioscopie à la phrénologie, des bosses aux facultés, où elle est encore, et où nous la trouverons quand il en sera tems.

Au reste, la société, en traitant ainsi la philosophie, c'est-à-dire en lui demandant compte de ses travaux, en leur croyant autant d'utilité pour son bien-être qu'ils peuvent offrir d'intérêt à sa curiosité, en la plaçant ainsi sur la même ligne que les sciences d'une application plus réelle et plus évidente, la société a fait à la philosophie un honneur dont celle-ci aurait tort de se plaindre, et qu'elle n'a repoussé, peut-être, que par suite du sentiment de sa propre

valeur, parce qu'elle sentait bien qu'en lui demandant plus qu'elle ne peut donner, la société s'abusait
sur son compte, en la croyant son guide, quand elle
n'est, la plupart du tems, que sa suivante. Si telle a
été, en effet, la pensée de la philosophie sur ce que
la société attend d'elle, je crois qu'elle ne se serait
pas trompée, et que cette appréciation de soi-même
ne serait pas une de ses moindres découvertes. Car,
il ne faut pas se le dissimuler, les opinions philosophiques sont, en général, bien loin d'avoir l'importance sociale qu'on leur attribue dans l'arène où
elles se débattent, et, la plupart du temps, lorsqu'un
principe philosophique semble avoir, par sa propre
puissance, remué les masses et changé leur direction, c'est que déjà les masses cheminaient dans cette
voie, par instinct et sans s'en douter, et son reten-
tissement au milieu d'elles n'a vraiment été qu'un
écho. Ni l'éducation, ni l'appréciation des fautes, ni
leur punition, ne sont l'expression nécessaire de la
philosophie du temps, et la conséquence de ses axio-
mes, que la foule, celle même qui fait les lois,
n'entend pas, et dont elle ne se soucie guère. Mais
elles suivent presque uniquement le progrès sourd et
fatal de la civilisation, qui rend l'homme meilleur et
moins punissable, en lui offrant l'éducation de la
vue dans une famille et au milieu d'une société, qui
n'ont plus besoin de faire le mal pour fournir à leurs
bosoins, ou obéir à leurs passions; en lui enlevant,
peu à peu, par les douceurs d'une existence plus
facile et plus calme, les occasions et la nécessité de
faillir, en rayant ainsi, du livre de la justice, cette
pénalité sanguinaire et de mauvais exemple, inutile
désormais à la défense de la société, et que des
mœurs plus douces ne demandent et ne conçoivent

plus. Or, dans tout ce progrès, qui est l'œuvre du temps et de la raison générale, la philosophie n'intervient guère que pour le constater et pour l'enregistrer dans ses formules, et il est arrivé souvent que ces dernières fussent à rebours des faits qu'elles devaient représenter.

Mais, si l'on a trop présumé de la philosophie, si on lui a attribué, dans le bien, une puissance qu'elle n'a point, et des résultats qui ne lui appartiennent pas, il a dû arriver, en revanche, et il est arrivé, en effet, qu'on lui a cru, pour le mal, une influence plus grande encore, et tout aussi peu fondée. La calomnie alors a pris la place d'un respect aveugle, et Socrate a bu la ciguë, Jordan Bruno est monté sur le bûcher, pour des opinions qui ne peuvent agir sur la foule, et que leurs juges eux-mêmes étaient loin de bien comprendre. Aussi ne serait-il ni sans intérêt, ni sans utilité, d'examiner ce que vaut, au fond, la philosophie, de peser ses titres à la bonne et à la mauvaise réputation qu'on lui a faite, d'apprécier les services qu'elle a rendus, ceux qu'elle peut rendre encore, et la manière dont elle les rendra. Si tel n'est point le but que je me propose dans cet ouvrage, du moins, en approcherai-je un peu, et peut-être donnerai-je les moyens d'en approcher davantage, en y recherchant ce qui constitue le fonds de la philosophie, c'est-à-dire en y examinant la signification et la valeur des systèmes de la psychologie, cette dernière étant tout à la fois, suivant la manière de l'envisager, la base et le couronnement de l'édifice philosophique (1).

_____

(1) V. Cousin, *Fragmens philosophiques*, 2ᵉ édition, 1833. Préface de la 1ʳᵉ édition, p. 12.

CHAPITRE II.

Nom de la psychologie. — Vue générale de son domaine représenté par les facultés qu'elle admet.

———

LE sens, l'étymologie du mot de psychologie sont trop connus pour que je m'y arrête, mais par une destinée, assez singulière pour qu'il ne soit pas hors de propos de la rappler, ce mot, presque aussi vieux que la science qu'il représente, en est aussi, à lui seul, l'histoire abrégée. A une époque, en effet, où la métaphysique était la pneumatologie, la science des esprits, la psychologie devait être celle de l'esprit créé, c'est-à-dire de l'esprit humain, et, l'immatérialité du sujet pensant, n'étant alors mise en question par personne, était un article de foi qui donnait à la science son nom, et, en quelque sorte, son frontispice. Il en était ainsi dans ces siècles-là : mais, depuis, les choses ont bien changé de face. Aujourd'hui, au dire même des métaphysiciens les plus avancés, la psychologie est, tout simplement, la science des manifestations morales et intellectulles, sans que son titre puisse rien faire préjuger sur la nature du sujet pensant(1). Au temps de Vanini, les

———

(1) Th. Jouffroy, *Mélanges philosophiques*, 1 vol. in-8°, 1833. Art. Facultés de l'âme humaine.

métaphysiciens dont je parle auraient pu passer pour téméraires, et maintenant il n'est plus personne qui leur tienne compte de leur courage. La raison commune a dépassé la leur, et elle n'avait pas attendu ses décisions pour être convaincue que tout ce qui s'est dit sur la distinction à établir entre la pensée et la matière, et sur leur prétendue incompatibilité, ne repose que sur de pauvres arguties, où les plus grands philosophes n'ont eu, la plupart du temps, sur le vulgaire, que l'avantage de se tromper avec plus de suffisance et avec moins de clarté.

Puisque le mot de psychologie ne préjuge plus rien désormais, sur la nature du sujet pensant, il est tout aussi bon qu'un autre pour représenter la science de l'Intellect, et l'on pourrait en dire autant de celui de phrénologie, s'il n'était en possession de désigner un système qui croit la distinction des organes cérébraux aussi logiquement nécessaire que celle des facultés, et surtout que leur innéité. On pourrait se servir encore de celui de science de l'entendement ou de la pensée, comme l'ont fait surtout les philosophes anglais, ces mots n'exprimant que le fait général de la science, celui qui les résume tous, entendre, peser, examiner, et pouvant, à la rigueur, s'appliquer aux manifestations morales, comme aux manifestations intellectuelles. Sous ce dernier rapport, celui d'idéologie ne saurait leur être substitué : car, non-seulement par son étymologie, mais encore par l'emploi qui en a été fait, il ne représente qu'une partie de la science, les idées, ou son côté intellectuel proprement dit. Mais en voilà assez, en voilà trop, peut-être, sur le nom de la science, cet ouvrage ayant surtout pour but, non pas de multiplier les mots, mais de rechercher, sous eux, les choses, et de les négliger quand ils ne servent d'étiquette à aucune idée.

La psychologie est donc la science des faits affectifs et intellectuels, de faits que nous ne connaissons en nous que par le sens intime, les supposant dans les autres hommes et dans les animaux, en vertu d'une analogie fondée sur les mouvemens spontanés et volontaires que nous leur voyons exécuter. Cette analogie, nous ne devons pourtant pas la pousser trop loin ; nous ne devons pas, fondés sur quelques faits bien connus de mouvemens provoqués dans un petit nombre de plantes, attribuer aux végétaux, comme l'a fait Darwin (1), non-seulement le sentiment le plus obscur, mais même des passions, de l'intelligence, un état de veille et de sommeil. Cette opinion qui est fort ancienne, puisqu'Aristote, qui la rejette, l'attribue à Empédocle et à Anaxagore (2), et que Platon la partageait (3), fut encore condamnée, plus tard, par saint Augustin (4) comme une hérésie religieuse. Mais ce n'est qu'une hérésie scientifique que la marche sévère de la science ne permet plus de reproduire ; et les faits d'irritabilité dont elle pouvait

---

(1) *Zoonomie*, t. i, section xiii, De l'animation végétale.

(2) Aristote, *de Plantis*, lib. i, cap. i, t. ii des œuvres. Edit. de Duval, in-folio. — *De Animâ*, lib. ii, cap. xi.

(3) *Timée*, édition des Deux-Ponts. p. 403.—Plutarque, *Placit. philosoph.*, cap. xxvi.

(4) *De animæ quantitate*, dans le tome I des OEuvres in-folio.

s'étayer, ne doivent pas être comptés parmi ceux qui sont du domaine de la psychologie, et sur lesquels doit s'élever l'édifice des pouvoirs qu'ils supposent, c'est-à-dire des facultés intellectuelles et morales. C'est cet édifice, en effet, qui représente, dans l'ensemble et les connexions de ses diverses parties, tous les faits de la science, leurs rapports de première apparition ou d'antériorité, de succession, de dépendance, de génération réciproque, leur caractère d'impulsion ou d'indifférence à la détermination et à l'action ; et c'est pour cela qu'il est presque égal, en examinant un système de psychologie, de rechercher et de déterminer les faits sur lesquels il se fonde, ou de discuter les facultés qu'il reconnaît : c'est pour cela, plutôt, qu'il est presque impossible de ne pas faire l'un et l'autre à la fois, ainsi que cet ouvrage en offrira, à chaque instant, la preuve.

CHAPITRE III.

Admission de facultés multiples et distinctes dès l'origine de la psychologie. — Notion de faculté. — Division à établir dans les points d'examen des systèmes de psychologie.

———

L'ESPRIT de généralisation et la recherche des causes sont deux nécessités tellement inhérentes à la nature de l'esprit humain, que vous voyez la psychologie, presqu'au sortir du berceau, et dès les premiers pas qu'elle fait dans son domaine, chercher à rallier les faits qu'elle observe, à des causes, à des pouvoirs, à des facultés. Ainsi, le fondateur de la secte italique, Pythagore, admettait déjà deux âmes, une âme rationnelle et une âme irrationnelle qu'il divisait, en outre, en irascible et en concupiscible (1). La première, ou l'âme raisonnable, essentiellement composée d'un nombre quaternaire (2), agissait néanmoins au moyen de huit facultés, le sentiment, l'imagination, l'art, l'opinion, la prudence, la science, la sagesse, l'esprit, dont les deux premières

———

(1) Plutarque, *Placit. philosoph.*, lib. IV, cap. IV.
(2) Plutarque, *Placit. philosoph.*, lib. I, cap. III.

étaient communes à l'homme avec les bêtes, et les quatre dernières, avec les Dieux (1).

Platon, après avoir aussi, à l'exemple de Pythagore, admis, dans l'homme, deux âmes, une âme raisonnable, siégeant dans le cerveau, et une âme irraisonnable, commandant au tronc par l'intermédiaire de la moelle épinière (2), divisait de même cette dernière en âme irascible, située dans la poitrine, et en âme concupiscible, ou nutritive, fixée à l'épigastre, comme à une *mangeoire* (3). Il regardait l'âme raisonnable, ou intellectuelle, comme le principe de la sensibilité et de la pensée. Il reconnaissait à cette dernière deux facultés secondaires, l'entendement et la raison, et, dans la raison, des archétypes moraux et intellectuels, des idées innées, qu'il faut peut-être considérer aussi comme des facultés, ainsi que j'essaierai de le montrer plus tard (4).

---

(1) Anonym., Photii, *Cod. CCLIX.* — Brucker, *histor. critic. philosop.*, t. I. pars II, cap. x, De sectâ Italicâ.

(2) Platon, *Timée*, p. 395, édition des Deux-Ponts. — Plutarque, *Placita philosoph.*, lib. iv, cap. iv.

(3) *Timée*, p. 386, 387, 388, 388.

(4) Brucker remarque, avec raison, que Platon parle de ses trois âmes, tantôt comme si c'était trois âmes réelles et distinctes, tantôt comme s'il les regardait comme trois facultés de la même âme. Il croit, en outre, que les idées innées de ce philosophe ne sont autre chose que les nombres intellectuels de Pythagore, et qu'elles ont été prises de la doctrine de ce dernier. Ainsi, pour le dire à l'avance, ces idées, ces nombres des deux premiers philosophes de l'antiquité pourraient être considérés comme représentant des facultés plutôt que des actes, des causes plutôt que des

Aristote, indépendamment de ses âmes ou facultés nutritive, génératrice, sensitive, appétitive, motrice et intellectuelle (1), admettait plus spécialement comme facultés, la sensation, la mémoire, l'imagination, l'entendement passif, et enfin l'entendement actif qu'il distinguait encore en contemplatif et en pratique (2).

Zénon, le stoïcien, parmi les huit facultés qu'il reconnaissait à l'âme, plaçait la faculté génératrice, et le reste se composait des cinq sens, de la faculté du langage et de l'entendement, lequel s'exerçait par la sensation, les désirs, les idées, l'imagination, l'approbation (3).

Il y avait, comme on le voit, dans ces divers énoncés des facultés de l'âme, une grande incohérence, et, si l'on peut ainsi dire, un grand pêle-mêle. Aristote, par exemple, pour qui l'âme est une puissance, ou un acte, ou une forme, ou une qualité ou une quantité (4), désigne, en outre, presque indistinctement, sous le nom de facultés, d'âmes, de vies même (5),

---

effets (Brucker, *histor. critic. philosoph.*, t. i, pars ii, lib. ii, cap, v, sect. i, p. 717. — *Idem*, Dissertatio de *Convenientiâ numeror. Pythagor, cum ideis Platonis*, amœnit. Litter., t. vii, art. 7, p. 173).

(1) Aristote, *De animâ*, lib. ii, cap. iii et sequent.

(2)   *Id. Ibid.*, lib. ii, cap. iv, v, vi, viii, ix, xi.—Lib. iii, cap. i, ii, iii, iv, v, vi, viii, etc. — *De Memoriâ et Reminiscentiâ*, lib. unus.

(3) Diogène Laërce, *Vie des anciens philosophes*, Zénon, lib. vii, § 157, — Plutarque, *Placita philosoph.*, lib., iv, cap. iv et xxi.

(4) Aristote, *De animâ*, lib. i, cap. i. — Lib. ii, cap. i.

(5) *De animâ*, lib. ii, cap. iii.

soit l'ensemble des forces de la vie tout à fait végétative, soit l'ensemble des forces de la vie sensitive,
soit enfin celui des forces de la vie plus spécialement
intellectuelle (1.) ; et il n'y a pas plus d'exactitude et
d'harmonie dans les vues de Pythagore, de Platon et
de Zénon, et, en général, dans tout ce que les
anciens ont écrit sur les facultés de l'âme. Il est évident qu'il n'avait pas encore été fait, à cette époque,
la distinction nécessaire entre la vie de simple irritabilité et la vie de sentiment, distinction qui ne
pouvait être que l'œuvre du temps et de l'expérience,
et sans laquelle il ne saurait y avoir de systématisation exacte des facultés intellectuelles et morales. Mais
il ne résulte pas moins des énumérations que je viens
de rappeler sommairement, que les plus anciens
philosophes se sont accordés à rallier, d'une manière plus ou moins exacte, les différens actes de
la pensée, à des âmes, à des pouvoirs, à des facultés
distinctes ; et l'on sent très-bien que, s'ils en ont
agi ainsi, leurs successeurs n'ont pu manquer de
faire de même, par une nécessité invincible qui
les eût dispensés de toute imitation fondée sur le
respect pour l'antiquité.

Aussi voyons-nous saint Augustin, prenant dans
Aristote, au moins autant que dans Platon, les germes du stahlianisme, c'est-à-dire le mélange des
facultés corporelles et intellectuelles, répartir les
facultés de l'âme en sept degrés. Le premier, commun aux végétaux et aux animaux, comprend celles
qui animent, nourrissent, et conservent le corps.

_____

(1) *De animâ*, lib. II et III. *Passim.*

Le second a trait aux mouvemens, aux sens, appétits et à la génération. Les bêtes partagent ce degré avec l'homme. Dans le quatrième, l'âme acquiert de la sagesse, de la bonté, du mérite, et elle ressent la crainte de la mort éternelle. Dans le cinquième, débarrassé de toute souillure, elle conçoit toute sa grandeur, s'y complaît, veille à conserver sa pureté, et, pleine d'une invincible confiance, elle s'élève vers la source divine de toute vérité. Dans le sixième, l'âme qui n'a plus à craindre de voir se reproduire ses vices, s'abandonne avec toute sécurité à la contemplation de la vérité éternelle. Dans le septième, enfin, la contemplation se change en un bonheur comme extatique, en un ravissement, où l'âme puise ses connaissances les plus pures et les plus élevées (1).

Boëce, deux siècles plus tard, n'accorde que la *sensibilité* aux animaux tout à fait inférieurs, aux coquillages marins immobiles sur leurs rochers; de plus, l'*imagination*, aux bêtes qui doivent poursuivre leur proie, ou fuir leurs ennemis; et à l'homme seul, outre ces deux facultés, la *raison* et l'*intelligence*, dont la dernière lui donne la notion d'une substance immatérielle, ou de l'âme (2).

L'Evêque Némésius, au sixième siècle, à l'exemple de Pythagore et de Platon, divise l'âme en parties, qu'il appelle encore *forces*, *puissances* ou *espèces*,

---

(1) Saint Augustin, *De animæ quantitate*, dans le tome 1 des œuvres, in-folio.

(2) Boëce, *De Consolatione philosophiæ*, lib. v. Prosa 4 et 5.

et ces parties sont l'âme irraisonnable, distinguée
en nutritive et irascible, *altrix et patibilis*, et l'âme
raisonnable, qui comprend l'âme sentante et l'âme
raisonnable proprement dite (1). Les facultés de
l'âme irraisonnable ou de ses parties obéissent, jusqu'à un certain point, à l'âme raisonnable, ou en
sont complétement indépendantes. Les premières
sont l'appétit, le désir, le plaisir, la douleur, la
crainte, la colère. Les secondes sont les facultés de
l'alimentation, de la respiration, de la circulation,
de la génération (2). Les facultés de l'âme raisonnable sont les cinq sens, l'imagination, la mémoire,
raison et la parole (3).

Saint-Jean Damascène, au huitième siècle, compte
cinq *sens* ou facultés de l'âme, la sensation, l'imagination, l'opinion, la pensée, l'esprit. Il reconnaît, en outre, deux ordres de vertus et de vices
vertus et vices de l'âme, vertus et vices du corps,
comme il avait fait pour les facultés (4).

Avicenne distingue d'abord deux facultés en quelque sorte générales, la *motile* et la *compréhensive*,
ainsi que Hobbes l'a fait plus tard. La compréhensive
qui a plus spécialement trait aux facultés de l'âme
est ou externe, ou interne. La première n'est
autre chose que la *sensibilité,* ou les sens externes.

---

(1) Nemesius, *De Naturâ hominis :* Antverpiæ, 1585,
cap. xv, P. 71.

(2) Nemesius, *De Naturâ hominis,* cap. xvi et suiv.

(3) Cap. vii, viii, ix, x, xi ; cap. vi ; cap. xiii ; cap. xiv.

(4) Saint-Jean Damascène, *De virtutibus et vitiis :* dans
le tome 1 des œuvres in-folio, 1712.

La seconde comprend : le *sens commun* et l'*imagination*, dont le siége est dans les ventricules cérébraux antérieurs ; la *mémoire* qui a le sien dans le
ventricule postérieur ; la faculté *cogitative* qui est
placée dans le ventricule moyen ; enfin, la faculté
existimative (1).

Averroës, à l'exemple d'Aristote, son maître,
admet des âmes ou facultés motile, nutritive, sensitive, imaginative, rationnelle. Il divise cette dernière en spéculative et en pratique, et, comme Avicenne, il assigne, dans l'encéphale, des siéges
séparés aux différentes facultés intellectuelles proprement dites, au sens commun, à la mémoire, à l'i-
magination, à l'intellect (2).

Saint-Thomas ne s'éloigne pas de ces idées, lorsqu'avec tous les autres scholastiques, il reconnaît
d'abord, d'après Platon, une âme irraisonnable et
une âme raisonnable, puis, avec Aristote, distingue
cinq puissances, cinq facultés de ces mêmes âmes,
la végétative, la motile, l'appétitive, la sensitive et
l'intellectuelle (3).

Depuis lors, vous retrouverez toujours les différens faits de l'entendement rapportés ainsi à un certain nombre de forces, ou de facultés distinctes, et

---

(1) Avicenne, opera in-folio : Venise, 1608, lib. I, sect.
I, doctr. 6, cap· v, p. 75.

(2) *Tractatus de Animæ beatitudine*, seu *Epistola de intellectu*, cap. v, dans le 9ᵉ et dernier vol. des œuvres
d'Averroës, in-folio, Venise, 1550.

(3) Saint-Thomas, *Somme théologique*, in-folio, 1608,
première partie ; question LXXXIII, p. 140.

ce dernier nom donné même indifféremment aux forces corporelles aussi bien qu'aux forces intellectuelles, dans presque tous les philosophes : dans Mélanchton, Campanella, Charron , Bacon , Hobbes, Descartes, Locke, Leibnitz , et dans des philosophes tout à fait modernes ; jusqu'à ce qu'enfin, par suite des progrès simultanés de la psychologie et de la physiologie, on se soit mieux entendu sur la restriction à apporter au sens du mot faculté, et sur l'acception qu'il est le plus convenable de lui donner.

Je ne veux pas rappeler ici ce qui est su de tout le monde , ou , au moins , ce qui a été dit par tous les auteurs qui ont écrit sur ce sujet : qu'en général on n'accorde que des propriétés aux choses qui ne sentent, ni ne vivent ; que le mot de faculté est réservé pour les êtres qui vivent, et surtout qui sentent ; qu'il désigne , en eux, une spontanéité d'action qu'on ne retrouve pas dans la nature dite inorganique, et même dans la nature végétale ; et qu'enfin, ce mot est plus spécialement, plus exactement appliqué encore à désigner les pouvoirs qui donnent lieu aux manifestations intellectuelles et morales, dans lesquelles la spontanéité devient de la conscience et de la volonté. Mais, au fond, qu'est-ce donc qu'une faculté? Que veut dire ce mot sacramentel de la philosophie , cette clef de voûte de tout édifice psychologique ? Quelles en sont la signification et la valeur ?

Il y a, dans la nature intellectuelle de l'homme , une disposition bien frappante , commune à l'enfant et à l'homme adulte, évidemment nécessaire à leur conservation individuelle, et qui, à ces deux titres , devra prendre un des premiers rangs dans la liste de nos facultés. C'est cette disposition qui nous porte à ne voir dans un mouvement que la suite d'un autre mouvement, dans un phénomène qu'un effet, et à rechercher la cause qui a produit ce phénomène, le mouvement qui a donné lieu à celui qui frappe nos regards. Cet instinct, cette nécessité, plutôt, de causalité, nous la portons si loin, que, lorsque nous sommes arrivés à un premier phénomène, à un premier mouvement, auquel nous ne pouvons reconnaître de cause extérieure, nous en extrayons, pour ainsi dire, par la pensée une cause, que nous sommes bien forcés de laisser inhérente au corps qui se meut sans impulsion extérieure apparente, et c'est cette cause, en quelque sorte purement nominale, que nous considérons comme active par elle-même, et que nous appelons force dans la nature inorganique, faculté dans la nature vivante. La notion de force, ou de faculté n'est donc, en définitive, autre chose que celle de cause renfermée dans le corps mu, ou se mouvant. Mais sans cette notion, il nous est impossible de rien comprendre, de rien retenir et surtout de rien systématiser dans la nature, et dans la connaissance que nous en avons. Seulement il faut la prendre pour ce qu'elle est; car, pour peu qu'on veuille aller audelà du mot, pour peu qu'on veuille matérialiser, individualiser la force, la faculté, en faire une substance, on va plus loin qu'il ne faut, et les nominaux qui dans leur dispute avec les réalistes, avaient fait si bonne justice des notions générales, des principes même, en tant que substances, auraient pu aller plus loin, et remonter jusqu'aux facultés. En effet, détachée de son sujet, la faculté n'a plus pour nous d'existence que comme idée, mais comme une idée dont il nous est impossible de nous défendre. Elle est la limite des pourquoi, et à qui en exprimerait un sur son compte, il n'y aurait d'autre réponse à faire que celle d'Argan sur les propriétés de l'opium.

Après avoir ainsi déterminé brièvement le nom et le domaine de la science de la pensée ; après avoir montré, par les faits et par le raisonnement, que c'est une nécessité de notre esprit d'admettre en lui-même des facultés, c'est-à-dire des principes à des actes, des causes à des phénomènes ; après avoir indiqué ce qu'à différentes époques, la Psychologie a entendu par faculté, la notion qu'elle s'est formée de cet être singulier, qui est plus qu'un nom, mais qui n'est pas une chose ; après avoir dit que telle est l'idée qu'on doit s'en faire, ce me semble, avec les plus sages des psychologistes, avec Locke en particulier, je sors avec joie de toutes ces questions de mots, auxquelles la philosophie n'a que trop perdu, et ne perd encore que trop de temps, et j'arrive au but de cette première partie, qui est d'examiner ce qu'ont été, en général, les principaux systèmes de psychologie, jusqu'à Gall et à la phrénologie. Cet examen devra être fait sous deux points de vue généraux : le point de vue théorique, et le point de vue pratique, ou d'application. Le premier embrassera : 1° la question de l'innéité des facultés ; 2° celle de la compréhension des systèmes, d'abord relativement au côté affectif et moral de l'intelligence, ensuite relativement à son côté intellectuel proprement dit; 3° la question des rapports de ces deux ordres de facultés.

DEUXIÈME SECTION.

PARTIE THÉORIQUE DES SYSTÈMES DE PSYCHOLOGIE.

CHAPITRE PREMIER.

De l'innéité des facultés. — Preuves textuelles quelle a été, au fond, admise par la plupart des systèmes. — Ce que c'est, en définitive, que cette innée.

Tout le monde connaît cette phrase célèbre, communément attribuée à Aristote, mais qui paraît être de Zénon de Cittium, et qui est le code et le résumé du sensualisme : *nihil est in intellectu, quin priùs fuerit in sensu* (1). On la traduisait ordinairement

---

(1) C'est là, à peu près aussi, l'opinion d'Epicure, lorsqu'il dit que toutes les notions de l'esprit viennent des

par cette assertion, que toutes nos idées nous viennent des sens, et Leibnitz, qui n'était pas de cet avis, la modifia, ou plutôt la changea complétement, en disant : *nihil est in intellectu quin priùs fuerit in sensu, nisi intellectus ipse* (1). Mais qu'est-ce que Leibnitz, et avant lui Platon et Descartes, entendaient par *intellectus* ? Cette question ne fut pas douteuse pour Locke ; *intellectus* c'étaient les idées, c'est-à-dire tout ce qu'il y a de plus formel et de plus distinct dans l'intelligence, ce qu'il y existe de moins primitif, de moins général, ce qui n'y est qu'un effet, qu'un produit. C'est dans ce sens que Locke combattit Descartes dans ce sens que, le monde philosophique comprit la dispute, et la victoire ne pouvait être douteuse ; aussi Locke en eut-il tous les honneurs. Ainsi il prouvait facilement aux Cartésiens (2) qu'il n'y a ni idées, ni principes innés, parce que, pour lui, comme pour eux, une idée innée était, par exemple, celle de Dieu, avec tous les attributs que peut lui donner l'imagination d'un philosophe, parce que, pour lui, comme pour eux, des principes spéculatifs innés étaient des énoncés aussi formels, et j'ajouterai aussi ridicules que ceux-ci : *ce qui est est ! il est impossible qu'une chose soit et ne soit pas en même temps* ; parce que,

sens, soit par *incidence*, soit par *proportion*, soit par *similitude*, soit enfin par *composition* (Diogène Laërce, lib. x, p. 32).

(1) *Leibnitzii opera omnia*, 6 vol. in-4°.—Edente L. Dutens. vol. v, p. 358, 359.

(2) *Essai philosophique concernant l'Entendement humain*, livre i, chap. i.

pour lui comme pour eux, des principes de pratique ou de morale innés, devaient avoir, dans le cœur humain, la même rigueur d'expression que dans le langage de la philosophie, ou de la religion ; ils devaient, par exemple, être admis dans cette forme *ne fais pas à autrui ce que tu ne voudrais pas qu'il te fût fait à toi-même ;* et cela, par tous les hommes, à toutes les époques, chez toutes les nations, et presqu'à tous les âges, sans que la conduite pût démentir, une seule fois, l'acquiescement au précepte (1). Telles étaient les conditions de la grande victoire de Locke sur les Cartésiens ; et, dans ces termes, à coup sûr, il ne lui était pas difficile de conclure qu'il n'y a point de principes innés, soit spéculatifs, soit pratiques ; et que *la vertu n'est pas généralement approuvée, parce qu'elle est innée, mais parce qu'elle est utile* (2); conclusion qui a été portée à son dernier terme par Helvétius et par le baron d'Holbach, avec le développement que chacun sait.

Voltaire (3) a combattu avec sa raison accoutumée ces exagérations de Locke, sur ce que devraient être des principes de pratique innés ; et, il faut bien le dire, parce que c'est l'expression de la vérité, le philosophe anglais, dans ses discussions sur les idées innées de Descartes, faisait un peu le Don Quichotte, et s'escrimait contre des moulins à vent. Sans doute Descartes, et avant lui Platon, et après lui Leibnitz

---

(1) *Essai philosophique*, livre I, ch. II.
(2) *Essai philosophique*, liv. I, ch. II, p. 131.
(3) *Le Philosophe ignorant*, XXXIV et XXXV.

avaient admis, et même de la manière la plus formelle, le second : que *les idées sont innées*, *c'est-
à-dire qu'elles ont été placées immédiatement dans
l'esprit par Dieu même, pour servir de principes à
nos connaissances et à nos déterminations, et que la
science n'est qu'une réminiscence de ce que l'âme
savait avant son union avec le corps, pour l'avoir
puisé dans le sein même de la divinité* (1); le premier : que, *parmi les idées, les unes semblent nées
avec nous, les autres être étrangères et venir de dehors, les autres, enfin, être faites et inventées par
nous-mêmes* (2); *qu'il y a des notions d'elles-mêmes
si claires, qu'on les obscurcit en les voulant définir
à la façon de l'école, et qu'elles ne s'acquièrent point
par l'étude, mais naissent avec nous*(3), etc., etc. ;
le dernier : que, *puisque les idées ne nous viennent
point du dehors, il faut nécessairement que nos idées
primitives soient innées en nous* (4); *que ces idées
innées et premières sont celles qui représentent notre
nature et ses propriétés intimes* (5) ; *que les vérités
nécessaires, telles qu'on les trouve dans les mathématiques pures, dans la logique, la métaphysique,*

---

(1) Ces points principaux de la doctrine de Platon sur les *Idées innées*, les *Formes* ou *Espèces intelligibles*, se retrouvent dans presque tous ses Dialogues, mais surtout dans le *Phédon*, le *Parménide*, le *Cratyle*, le *Timée*.
(2) Descartes, *Troisième Méditation*, p. 28.
(3) *Id., Principes de philosophie*, 1ʳᵉ partie, p. 6.
(4) *Epistola ad Hanschium*, dans le tome II, p. 223 et 224.
(5) *Princip. philosoph.*, p. 39.

*la morale ne peuvent venir que de principes internes,
qu'on appelle innés* (1), etc., etc.

Toutes ces assertions sont positives, textuelles,
et elles n'expriment, du reste, que la doctrine bien
connue de leurs auteurs. Locke avait donc raison de
les combattre, et, à cet égard, la victoire lui était
bien acquise. Mais aussi il est juste de reconnaître
qu'il y a, dans Descartes, et surtout dans Leibnitz,
des passages pleins d'intérêt, qui modifient leur manière de voir, et expliquent la façon dont elle a pu
leur venir; et il me semble que les idées innées de
Platon lui-même ne sont pas tout ce qu'on les croit
généralement, ainsi que je vais essayer de le montrer.

Sans doute, Platon, d'après les passages mêmes
que j'ai abrégés tout à l'heure, et beaucoup d'autres
du même genre, admettait, ou semblait admettre,
que les idées sont non-seulement innées, mais qu'ils
sont, en quelque sorte, des substances simples, placées dans notre esprit par Dieu même, pour y devenir la forme et le modèle des choses existantes
hors de nous. Mais il faut remarquer que ces idées,
ces archétypes n'étaient pas seulement des idées intellectuelles, mais qu'elles étaient surtout des idées
morales du beau, du bon, du juste, de l'utile. Il me
semble que Platon avait senti que les sentimens moraux, de quelque nature qu'ils soient, de même
que les aptitudes plus spécialement intellectuelles,
ne sont point en rapport de développement et d'in-

(1) *Nouveaux Essais sur l'Entendement humain*, p. 4
et suivantes.

tensité., avec le développement et l'énergie de la
sensibilité externe et l'action des circonstances extérieures; que ces sentimens moraux, ces aptitudes
intellectuelles, sont un fait tout à la fois antérieur
et supérieur à la sensation proprement dite, un fait
surtout plus important à considérer pour la morale
qui était le but spécial de la philosophie de Platon;
et c'est là ce qu'il a exprimé dans un langage dogma-
tique, arrêté, tel que pouvait l'être, sans doute, à
l'époque où il vivait, celui d'un philosophe dans l'esprit duquel toutes choses devaient prendre un con-
tour net et circonscrit, et la notion d'idée se substituer, en quelque sorte, d'elle-même à la notion
plus vague de sentiment, d'aptitude, de faculté, à
laquelle il eût fallu s'arrêter pour être dans le vrai.
Ainsi un mot de changé, et l'antiquité philosophique
la plus reculée offrirait une ébauche assez remarquable de la doctrine de l'innéité dans un système
de psychologie; innéité non point des idées, c'est-
à-dire des effets, mais des facultés c'est-à-dire des
causes; d'où l'antériorité et la supériorité de la volonté sur l'entendement pur, comme point de départ
et comme but.

Tout ce que je viens de dire de ce que peut si-
gnifier l'innéité des idées dans Platon, me semble
pouvoir s'appliquer assez exactement, et pour des
raisons analogues, à la *pureté*, à la *subjectivité* des
formes et des *catégories* dans le système du criti-
cisme. Comme Platon, Kant a vu que, dans l'homme
moral et intellectuel, l'extérieur, les sens ne sont
pas tout, et que seuls ils ne peuvent fournir une base
assurée à la métaphysique et à la morale, mais que
l'homme porte en lui, et *à priori*, les germes, les

pouvoirs de ses connaissances, de ses vertus, et même
ceux de sa sensibilité ; et de là, dans son système,
les *formes*, les *catégories*, les *idées* de la sensibilité,
de l'entendement, de la *raison pure*, qui ne sont
pas, il est vrai, les facultés des écoles, mais qui
sont innées comme elles ; de là, dans la *raison pratique* que Kant place au-dessus même de la raison
pure, les deux lois suprêmes et également innées
de l'*impératif catégorique de la conscience : loi de
dignité, loi du devoir.* Car, suivant Kant, la destinée
de l'homme sur la terre, n'est pas remplie par la
connaissance et le savoir. Il est encore destiné à vouloir et à agir, conformément aux principes du juste
et du bien (1).

Cette manière d'envisager la doctrine de l'innéité
des idées et des formes dans Platon et dans Kant, me
semble, je l'avoue, être plus qu'une conjecture, mais
elle prend un bien plus grand degré de vérité relativement aux doctrines analogues de Descartes et surtout de Leibnitz, ainsi qu'on en jugera par les passages suivans que j'extrais de ces deux psychologistes.

Descartes, pour lequel, du reste, toutes les idées
n'étaient pas *innées*, puisqu'il admettait des idées
venues du dehors, *adventitiæ*, des idées factices,
facticæ, et des idées *complexes*, produit de nos combinaisons, et qu'il ne regardait comme idées innées

---

(1) J. C. Buhle, *Histoire de la philosophie moderne*, sect.
v. Histoire de la philosophie critique. — Ch. Villers,
Philosophie de Kant, Paris, 1801. — M. Degérando, *Histoire comparée des systèmes de philosophie*, 1ʳᵉ partie, chap.
xv, t. ii, page 167. — Schon, *Philosophie transcendentale*,
Paris, 1831.

que les vérités nécessaires (1), Descartes termine sa
réponse à la dixième objection à la troisième méditation, par ces paroles remarquables : « *Lorsque je
dis que quelque idée est née avec nous ou qu'elle est naturellement empreinte en nos âmes, je n'entends pas
qu'elle se présente toujours à notre pensée, car ainsi
il n'y en aurait aucune ; mais seulement que nous avons
en nous-mêmes la faculté de la reproduire* (2) ». Dans
son traité des passions il va plus loin, sans s'en douter
peut-être, et, de ce que la même cause ne produit pas
les mêmes passions chez tous les hommes, il est amené
à conclure que tous les cerveaux ne sont pas disposés
de la même façon (3). Il admet, en effet, des *inclinations naturelles*, variées, qu'il fait dépendre de la
diversité des esprits animaux, quand elles ne tiennent
pas, dit-il, à la constitution particulière du cerveau,
et ces inclinations, qui ne sont autre chose que des

---

(1) Descartes, *Méditations*, 2ᵉ, 3ᵉ, 4ᵉ, *Passim*.

(2) Dans le Traité *de Mente humand*, publié par Delaforge, d'après les idées et sous le nom de Descartes, on lit
encore : « Parmi les notions qui nous représentent les
êtres, nous n'en n'avons que trois principales et primitives
(celle de la substance pensante, celle de la substance
étendue, celle de l'union de ces deux substances), qu'on
puisse appeler *innées. Non pas que nous croyions qu'il en
existe quelqu'une dans l'esprit quand il n'a pas encore
pensé à elle, mais parce que nous naissons avec la faculté
de les produire quand nous voulons*, pourvu que les préjugés de l'enfance n'aient pas éteint la lumière naturelle de
notre esprit. » P. 187.

(3) Descartes, *Passiones animæ*, page 19, in-4ᵉ, Amsterdam, 1692.

passions, des affections bonnes ou mauvaises (1), il les rapporte au second genre des sens intérieurs, dont le premier genre comprend les appétits de la faim, de la soif, et du rapprochement des sexes (2).

Evidemment, Descartes avait, jusqu'à un certain point, pressenti l'innéité des dispositions affectives et morales, et, pour ce qui est de ses idées innées, il me semble qu'on peut lui appliquer, comme à Kant, tout ce que je disais de Platon sur la forme que devait prendre, dans de pareils esprits, ce fait évident que les sensations ne peuvent pas rendre compte, à beaucoup près, de toutes les manifestations psychologiques, et que, pour leur production, l'intérieur, c'est-à-dire l'intellect proprement dit *intellectus*, doit être compté en première ligne, ainsi que le voulait Leibnitz dont voici quelques passages, encore plus remarquables et plus concluans que ceux de Descartes.

« L'âme contient originairement les *principes* de plusieurs notions et doctrines que les objets *extérieurs réveillent* seulement dans les occasions, comme je le crois avec Platon, et même avec l'Ecole, et avec tous ceux qui prennent, dans cette signification, le passage de Saint-Paul (Romains, ép. 2, v. 15), où il marque que la loi de Dieu est écrite dans les cœurs (3).

» Il est vrai qu'il ne faut pas croire qu'on puisse lire dans l'âme, ces éternelles lois de la raison, à

_____

(1) *Tractatus de homine*, pars quarta. Amstelodami, 1686.
(2) *Principes de philosophie*, quatrième partie, à la fin.
(3) Leibnitz, *Nouveaux Essais sur l'Entendement humain*, p. 4. — Voir aussi p. 114.

livre ouvert, comme l'édit du préteur se lit sur son
album, sans peine et sans recherche ; mais c'est assez
qu'on les puisse découvrir en nous à force d'attention, à quoi les occasions sont fournies par les
sens (1).

» *C'est ainsi que les idées et les vérités nous sont
innées, comme des inclinations, des dispositions,
des habitudes ou des virtualités naturelles, et non
pas comme des actions, quoique ces virtualités
soient toujours accompagnées de quelques actions,
souvent insensibles, qui y répondent* (2). »

D'après les différens passages que je viens de
citer, d'après le caractère général des écrits d'où
ils sont extraits, d'après la tournure particulière
d'esprit de leurs auteurs, l'époque où ils vivaient
et celles qui l'avaient précédée, je me crois en droit
de conclure que Platon, Descartes et Leibnitz, ces
trois colonnes de la doctrine des idées innées, ont,
sans doute, bien réellement dit ce qu'on leur a fait
dire, ce qu'on a cité d'eux ; mais qu'ils ont dit encore autre chose, et surtout qu'ils ont pensé un peu
différemment de ce qu'on a cru qu'ils pensaient, et
peut-être même de ce qu'ils ont cru penser eux-
mêmes. A des hommes, à des philosophes chez qui
les manifestations intellectuelles prenaient presque
inévitablement un caractère de limitation, de cir-
conscription complète, comme la pensée sortait toute

---

(1) *Id. Ibid.*, et, en outre, *Responsio Leibnitzii ad Bier-
linghii epistol.* III, p. 361 du tome V.
(2) *OEuvres philos.*, p. 7 et 8, ou *Nouveaux Essais sur
l'Entendement humain*, page 4.

armée du cerveau de Jupiter, à ces hommes, dis-je, le sentiment, l'aptitude qui y donne lieu, devait apparaître sous la forme d'une idée, d'un principe, d'une vérité nécessaire. Le monde extérieur, les sensations ne pouvaient leur donner le secret de la formation de ces idées, de ces principes, de ces vérités, et ils le cherchaient au dedans d'eux, dans ces idées, ces principes, ces vérités mêmes. L'observation psychologique, telle qu'elle existait alors, ne leur donnait pas les moyens d'aller plus loin; mais toujours est-il qu'ils avaient bien vu que les sens et les sensations ne sont pas tout en psychologie, que l'intérieur vaut mieux que l'extérieur, en est bien distinct, et marche avant lui dans l'ordre de la puissance, comme dans celui du développement; en un mot, qu'il y a originairement, en nous, des inclinations, des dispositions, des *virtualités* naturelles ; *nihil est intellectu quin priùs fuerit in sensu, nisi intellectus ipse.* Et, à cet égard, ils étaient bien plus près de la vérité que ceux qui ont pourtant obtenu sur eux les honneurs du triomphe. Leur philosophie était bien supérieure à cette étroite doctrine du sensualisme que Locke, il faut le dire, avait restreinte dans des limites raisonnables, mais qui a été exagérée hors de toute mesure par Condillac et par presque tous les philosophes du dix-huitième siècle.

Mais cette doctrine de l'innéité des dispositions, des virtualités, c'est-à-dire des facultés, dont nous trouvons le germe, sinon dans Platon, au moins dans Descartes et dans Leibnitz; nous allons la voir prendre un bien autre degré de développement et d'évidence chez les psychologistes qui sont venus

4.

après eux, et même chez un certain nombre de ceux qui les ont précédés. Ici je me bornerai à extraire des opinions, et, autant que possible, je citerai textuellement. La doctrine de l'innéité des facultés me paraissant être la seule vraie dans le sens que j'aurai occasion de dire, il importe de montrer que, malgré des contradictions souvent réelles, mais quelquefois seulement apparentes, elle s'est, presque constamment fait jour, non pas dans un pays, mais dans tous, non pas dans une école, mais dans toutes, non pas à une époque, mais à toutes les époques. Et les facultés dont l'innéité a été ainsi plus ou moins explicitement admise, ce ne sont pas les facultés intellectuelles des écoles qui, pour l'ordre de leur développement, ne viennent jamais qu'en troisième ligne ; ce sont les facultés affectives ou morales, le côté actif de l'intelligence, les penchans, les sentimens, les passions. J'aurai soin, du reste, de citer de chaque auteur, non-seulement les passages qui établissent la croyance à cette doctrine, mais aussi ceux qui tendraient à prouver l'opinion opposée; et c'est là une contradiction qu'il me faudra signaler dans le plus grand nombre des psychologistes. Cela prouve. pour le dire à l'avance, que la doctrine de l'innéité des facultés, bien que généralement pressentie et souvent longuement énoncée, n'était pourtant ni mûre, ni clairement et complétement comprise, avant l'époque où Hutcheson la proclama, où Reid la développa tout entière, où Gall enfin l'assit sur des bases qui me semblent inébranlables.

§ I.

Il serait curieux de faire commencer à Aristote la liste des auteurs qui ont admis, d'une manière plus ou moins explicite, l'innéité des facultés; mais il n'y a guère moyen d'attendre cela du philosophe pour qui l'entendement proprement dit était une *table rase*, qui faisait tout dériver de la sensation, les pouvoirs comme les faits intellectuels (1), pour lequel la vertu, sans racines naturelles dans le cœur, était une habitude de juste-milieu entre deux passions opposées (2), et qui regardait ces mêmes passions comme des tempêtes momentanées de l'âme, uniquement excitées par le souffle des circonstances extérieures (3).

Il existe, malgré tout cela, dans les livres du chef du Lycée, plusieurs endroits qui prouvent ce que je disais tout à l'heure, qu'il n'y a peut-être pas un seul philosophe qui n'ait senti parfois, qu'indépendamment des sens, il y a, en nous, quelque chose d'inné, de primordial plus nécessaire qu'eux à l'explication de nos déterminations et de nos actes. Ainsi je vois Aristote, dans un des livres de sa morale à Nicomaque (4), dire que nous sommes natu-

---

(1) *De Animâ*, lib. ii et iii. — *De Memoriâ et Reminiscentiâ*, lib. unus, etc.

(2) *Ethicorum Magnorum*, lib. i, cap. vi et vii. — *Eudem. Moralium*, lib. ii, cap. iii. — Lib. v, cap. i.

(3) *Ethicor. Nicomach.*, lib. ii, cap. iv. — *Ethicor. Magn.*, lib. ii, cap. iv, v.

(4) *Ethicor. Nicomach.*, lib. x.

rellement portés à faire de certaines actions, ou à
l'exercice de certaines facultés naturelles . indépendamment des plaisirs qui en sont inséparables ou qui
peuvent nous en revenir. Je le vois, dans ses catégories regarder les qualités de l'âme comme des
habitudes de passions contractées dès la naissance ;
dire qu'on est naturellement colère et déraisonnable, que la justice est une qualité et l'injustice la
qualité contraire (1). Je le vois. ailleurs (2), dire
que l'appétit, dans lequel il comprend le désir,
la volonté, la colère, est une faculté qui se joint à
toutes les autres, même à celle du raisonnement,
sans pouvoir en être separée ; ce qui ferait de nos
facultés intellectuelles elles-mêmes des facultés actives et volontaires. Et sans doute, qu'en cherchant
bien, on extrairait encore de ses ouvrages beaucoup
d'autres citations du même genre. Mais, quelques nombreuses qu'elles fussent, elles ne suffiraient toujours
pas pour placer Aristote parmi les psychologistes
qui ont proclamé l'innéité des facultés, lui, au contraire, que ses doctrines bien connues ont fait considérer, depuis plus de deux mille ans, comme un
des patriarches du sensualisme.

Cicéron, dans ses œuvres philosophiques, offre
un assez grand nombre de passages qui prouvent
évidemment qu'il avait bien senti le fait de l'innéité
des facultés morales, à côté de quelques autres qui
montrent que cette vérité n'était pas néanmoins
chose bien claire dans son esprit. J'en citerai d'une
et d'autre sorte.

---

(1) *Categoriæ*, pars II, cap. VIII, de Qualitate et Quali.
(2) *De Animá*, lib. III, cap. X.

« Ainsi qu'il existe de grandes différences entre les corps, il y a, de même, entre les esprits une diversité encore plus grande (1).

» En quel pays ne chérit-on pas la douceur, la bonté, la sensibilité aux bienfaits et à la reconnaissance? Où n'a-t-on pas de l'aversion pour les superbes, les méchans, les cruels et les ingrats (2)?

» Le bien n'est pas bien par opinion; il est tel par son essence : s'il en était autrement, l'opinion ferait seule le bonheur des heureux (3).

» La justice n'exige ni récompense, ni salaire, c'est pour elle-même qu'on la pratique. Il en est de même de toutes les autres vertus (4).

» Les vices, tels que l'avarice, la convoitise, la lâcheté, etc.... sont laids par eux-mêmes, comme les défauts corporels (5).

» La loi n'est pas une invention de l'esprit humain. Ce n'est pas non plus un simple réglement fait par un peuple quelconque, mais quelque chose d'éternel qui règle l'univers, par la sagesse du commandement et de la prohibition. La loi dans son principe et dans sa fin est l'esprit de Dieu-même.... Quoiqu'il n'y eût pas de loi écrite qui ordonnât de faire face à toute une armée, et de tenir contre ses efforts, tandis qu'on abattait un pont dont il défendait l'entrée,

---

(1) Cicéron, *De Officiis*, liv. I, p. 453, traduct. française, dans les OEuvres complètes, in-8o, Paris, Fournier, 1818.
(2) *Id. Ibid.* p. 457.
(3) *Des Lois*, liv. I, page 147, dans le tome xxv.
(4) *Ibid.*, page 149.
(5) *Des Lois*, lib. I, p. 149.

nous ne devons pas moins penser qu'Horatius se
porta à une action si héroïque, pour obéir à la loi
du courage. Et quand, du règne de Tarquin, il n'y
aurait point eu, non plus, de loi contre l'adultère,
il ne s'ensuivrait pas que la violence faite par son
fils à Lucrèce, fût moins contre les décrets de cette
loi éternelle ; car, dès ce tems là, il y avait une raison, fondée sur la nature même, qui portait au bien
et qui détournait du mal, et cette raison eut force
de loi, non pas seulement du jour qu'elle fut rédigée
par écrit, mais dès l'instant qu'elle a commencé à
rayonner. Or, elle a commencé avec l'esprit de Dieu
même. Donc la loi proprement dite, la première et
la principale loi, celle qui a vraiment pouvoir de
commander et de défendre, est la droite raison de
Dieu même (1).

» Nous sommes nés pour la justice. Le droit n'est
pas un établissement de l'opinion, mais de la nature.
Cette vérité devient évidente, si l'on jette les yeux
sur les rapports d'égalité et de liaison qui sont entre
les hommes. Rien de si semblable à l'homme que
l'homme lui-même.... »

Voilà le vrai, voici le faux.

« .... Rien de *si égal* que nous le sommes, nous
autres hommes entre nous tous, et si la dépravation
des coutumes et la diversité des opinions ne se
jouaient pas de l'imbécillité de nos esprits, et ne
tournaient pas en habitudes les premiers plis qu'elles
nous ont fait prendre, il n'y aurait point d'homme
qui se ressemblât si fort à soi-même, *que tous les*

---

(1) *Des Lois*, liv. ii, page 195.

autres ne lui ressemblassent autant... La raison est
commune à tous les hommes, et s'il y a, entre eux,
quelque différence pour la science, *du moins n'y
en a-t-il pas dans les moyens de l'acquérir.* Nous
apercevons tous, par les sens, les mêmes choses. Il
n'y en a point, de quelque nation qu'il soit, qui,
quand il aura la nature pour guide, ne puisse parvenir à la vertu (1).

» Du trouble produit par les passions naissent les
inclinations ou les aversions mauvaises.....

» Nous sommes toujours coupables de nos maladies spirituelles; car les passions, qui sont des maladies de l'âme, ne viennent que de notre révolte
contre la raison (2), etc., etc... »

La cent vingt-unième lettre de Sénèque contient
une longue discussion, pleine de force et de vérité,
sur l'innéité de l'instinct chez les animaux. Je la ci-
terais, si elle ne rentrait entièrement dans l'opinion
suivante de Galien, qui est bien autrement complète,
puisqu'elle s'applique aussi aux facultés de l'homme.
Ce morceau du médecin de Pergame me semble trop
remarquable pour que je ne le rapporte pas en entier, malgré sa longueur.

« Tous les membres du corps sont utiles à l'âme,
puisque le corps en est l'organe. Comme les âmes
sont de nature différente, de là vient cette variété
dans les membres des animaux, dont le corps doit
être construit conformément aux penchans et aux facultés de l'âme. Le lion, comme l'animal le plus fier

---

(1) *Des Lois*, liv. i, page 129.
(2) *Tusculanes*, liv. iv, page 215.

et le plus audacieux, est pourvu de dents et de
griffes très-aiguës. Les cornes et les défenses sont
des armes naturelles du taureau et du sanglier, les
cerfs et les lièvres, au contraire, étant des animaux
timides, n'ont pas d'armes, mais ils ont un corps
léger et propre à fournir une course rapide. La
nature a accordé des armes aux animaux dont le
caractère est la fierté et qui ne respirent que les
combats, ainsi qu'elle en a refusé à ceux qui sont
timides et craintifs. Quant à l'homme, comme il est
sage, et qu'il est le seul d'entre tous les animaux de
la terre qui ait quelque chose de divin, la nature,
au lieu d'armes et de défenses, lui a donné des
mains, instrumens nécessaires et suffisans pour toute
espèce d'industrie, qui lui sont utiles dans la paix
comme dans la guerre. Par cette raison, il serait
inutile qu'il eut des sabots de corne aux pieds,
des cornes à la tête, des défenses au dehors de la
bouche, et des écailles sur le corps. Ses mains le
mettent en état de suppléer à tout cela. Il fait des
souliers, des piques, des dards, des murs, des
maisons, des vêtemens, des filets, etc... C'est ainsi
qu'il établit sa domination, non-seulement sur les
animaux terrestres, mais aussi sur tous ceux qui ha-
bitent dans les airs et sous les eaux. C'est avec ces organes que l'homme écrit les lois du gouvernement; qu'il
dresse des autels aux dieux et leur érige des statues;
qu'il construit des vaisseaux, des flûtes, des lyres;
qu'il forge des haches, des couteaux, des tenailles,
et tant d'autres instrumens pour les arts. C'est par
le même moyen qu'il conserve ses réflexions et ses
observations, qu'il en retire du fruit en les écrivant,
et qu'il peut s'entretenir avec Platon, Aristote et

Hippocrate. C'est donc à l'homme que les mains conviennent le mieux, en sa qualité d'animal sage. *Car ce n'est pas parce qu'il a des mains qu'il est l'animal le plus sage*, comme le disait Anaxagore; *mais c'est parce qu'il est le plus sage des animaux que la nature lui a accordé des mains*, comme Aristote le soutient avec justice. *L'invention des arts n'est due qu'à la raison, et non aux mains qui n'en sont que des organes*. Et comme la lyre et les tenailles n'apprennent rien au musicien et au maréchal qui n'en sont pas moins deux artistes, quoiqu'ils ne puissent rien exécuter sans ces intrumens, de même l'âme, en vertu de son essence, n'est pas moins douée de certaines facultés, quoiqu'elle ne puisse pas les mettre en action sans le jeu des organes du corps auquel elle est unie. Les différentes parties du corps n'ont aucune influence sur l'âme; elles ne lui communiquent point la crainte, ni la valeur, ni la sagesse. Il est aisé de s'en convaincre en voyant les jeunes animaux qui marquent tant d'empressement à exécuter certaines opérations, même avant que leurs membres soient parvenus au terme de leur perfection. J'ai vu, plusieurs fois, un veau qui voulait frapper quelque objet de ses cornes, avant qu'elles fussent poussées; un poulain qui voulait ruer avant que son pied fut revêtu de corne; un marcassin qui cherchait à faire usage de défenses qu'il n'avait pas encore, et un chien nouveau-né qui essayait de mordre avec des dents qui avaient à peine percé les gencives. Chaque animal sent d'avance et connaît, sans instruction, les facultés de son âme, ainsi que l'emploi auquel ses membres sont destinés. Si cela n'était pas ainsi, pourquoi un jeune marcassin ne ferait-il pas

plutôt usage, pour se défendre, des dents dont il
est déjà pourvu, que des défenses qu'il n'a pas encore?
Et comment peut-on dire que ce sont les membres
même qui apprennent aux animaux de quelle manière
ils doivent s'en servir, tandis qu'il est manifeste qu'ils
en connaissent l'usage avant même que ces membres
existent? Que l'on prenne trois œufs, l'un d'aigle,
l'autre de canard, le troisième de serpent, et qu'on
les fasse éclore artificiellement; on verra que les deux
premiers animaux essaieront de voler avant d'être
en état de le faire, et que le serpent se repliera en
ligne circulaire et fera tous ses efforts pour ramper.
Qu'on essaie, si l'on veut, de les élever enfermés
jusqu'à ce qu'ils soient parvenus à leur état de perfection. L'aigle s'élevera dans les airs, le canard volera
vers les eaux, et le serpent rampera. Ensuite je pense
que, sans leçons et sans maître, l'aigle chassera sa
proie, le canard nagera et plongera, et le serpent
se glissera dans quelque cavité souterraine. Car il est
de la nature des animaux de n'avoir besoin d'aucune
instruction. Ceci est assez pour que je pense que
c'est plutôt par le jeu de l'instinct que par l'effet de
la raison que les animaux conduisent leurs opérations
industrieuses. Je conclus donc qu'il ne faut ni instruction, ni expérience aux abeilles, aux arrai-
gnées, aux fourmis, pour construire leurs rayons,
leurs toiles, leurs galeries souterraines et leurs
magasins (1). »

On ne peut rien de plus philosophique que tout
ce que dit ici Gallien sur l'innéité de l'instinct chez

_____

(1) Gallien, *De Usu partium*, lib. I, cap. II, III, IV.

les animaux. Ce passage offre, en outre cela de remarquable, qu'il est une réfutation formelle de la
mauvaise opinion d'Anaxagore, renouvelée par Helvétius sur le rôle psychologique de la main, et qu'il
rend parfaitement inutile le morceau si connu de
Bonnet sur la fausseté de cette opinion. C'est le cas
de répéter avec Leibnitz, *inventa nova antiqua*,
phrase qui n'est encore qu'une copie de celle de l'Ec-
clésiaste, *nil sub sole novum*.

Jean Huarte, autre médecin, qui vivait au seizième
siècle, publia, en espagnol (1), un livre dont voici
le titre en français : « *Anacrise, ou Parfait Jugement et Examen des esprits propres et naiz aux
sciences*, où, par merveilleux et utiles secrets tirez
tant de la vraie philosophie naturelle que divine est
démonstrée la différence des grâces et habiletez qui
se trouvent aux hommes, et à quel genre de lettres
est convenable l'esprit de chacun ; de manière que
quiconque lira ceci descouvrira la propriété de son
esprit et sçaura eslire la science en laquelle il doit
profiter le plus. »

La doctrine de Huarte, qui n'était, en définitive,
que celle de l'innéité des facultés, fut suivie par
Antoine Zara qui, lui-même, a écrit un livre sur
l'anatomie des esprits et des sciences ; par Pierre
Charron, l'auteur du livre de *la Sagesse*, et par quelques autres écrivains qui la reçurent presque sans

---

(1) *Examen de ingenios para las sciencias : donde se
muestra la diferencia de habilidades que ay en los hombres,
y el genero de letras que a cada uno responde en particular ;
compuesto por el doctor Juan Huarte.*

contradiction. Dans son ouvrage, Huarte insiste beaucoup sur la spécialité des aptitudes et croit, avec Platon, qu'on ne peut pas bien faire à la fois deux métiers, principe général dont Bayle reconnaît aussi la vérité (1). Huarte pensait que l'âme n'agit dans l'homme que suivant la disposition des organes qu'elle trouve. Il croyait pouvoir donner les moyens d'engendrer les enfans d'un tempérament qui les rendit propres aux bonnes disciplines. Il voulait enfin qu'on fit des corps savans un jury qui déterminât quel genre d'études ou de carrière il faudrait assigner à chaque adolescent.

L'innéité et la diversité des aptitudes, aussi bien intellectuelles qu'instinctives, ayant pour organe le cerveau, telle est donc l'idée du livre de Huarte, comme de celui de Gall, idée qui éclate à toutes les pages, à toutes les lignes ; mais cela ne va pas plus loin. Toutes ces aptitudes diverses ressortissent, suivant Huarte, ou de la mémoire ou de l'entendement, ou de l'imagination, les seules facultés intellectuelles qu'il reconnaisse, et auxquelles il donne indistinctement pour siége les trois ventricules antérieurs du cerveau, en voyant, dans l'humidité de cet organe, la condition de la mémoire, dans sa sécheresse celle de l'entendement, dans sa chaleur celle de l'imagination. Ce n'est pas tout : le même philosophe qui avait si bien vu, dans l'innéité et l'inégalité des facultés, le fonds de la nature humaine, était assez

---

(1) *Dictionnaire historique et critique*, tome II, page 820. R. B.

peu physiologiste pour croire que l'humidité huileuse-
aérienne du cerveau conserve mieux les impressions
de la mémoire ; que, dans l'acte de l'imagination,
cet organe s'illumine comme un réverbère ; il avait
foi, en outre, aux esprits follets, à la possession du
démon, à la prévision de l'avenir par des fous ; il
pensait qu'un frénétique peut parler la langue latine
sans l'avoir jamais apprise, etc.... C'était là, au
reste, l'influence du temps, des idées régnantes, et
il n'est pas un philosophe, je dis des plus célèbres,
qui y ait complétement échappé.

Bacon, qui a donné tant et de si excellens préceptes sur toutes les parties des études humaines,
n'a point oublié la morale pratique, qu'il appelle les
géorgiques de l'âme, et voici presque textuellement
ce qu'il dit sur l'innéité des facultés.

« Dans la culture de l'âme, il y a trois choses à
considérer, les dispositions naturelles, les affections
et les moyens de guérison : *characteres diversi dis-
positionum, affectus et remedia*. Et par les différens
caractères des esprits ou les dispositions, Bacon
n'entend pas ces propensions vulgairement admises
aux vertus et aux vices, et même aux passions
et aux affections, mais des dispositions plus intimes
et plus radicales, *magis intrinsecis et radicalibus*,
et il s'étonne que les auteurs de morale et de politique n'aient point puisé à cette source de vérité. Ce
n'est pas sans raison, dit-il, que, dans les traditions
de l'astrologie, on note cette différence des esprits,
cette diversité des dispositions des hommes, quoiqu'on l'attribue, à tort, aux influences des astres.
La nature, en effet, a créé les uns pour les sciences
contemplatives, les autres pour les affaires civiles,

d'autres, pour la guerre, d'autres pour l'intrigue,
l'amour, les arts, ou pour tout autre genre de vie.
De même parmi les poëtes, il y en a d'héroïques,
de satyriques, de comiques, de tragiques, qui, du
reste, choquent souvent la nature et la vérité. Sur
cette diversité originelle des aptitudes, dit Bacon, le
langage usuel est souvent plus exact que celui des livres. Les historiens éclairés peuvent offrir une ample
moisson à cet égard; mais les historiens de toute
une vie, et non point les panégyristes. Des portraits
pleins de vérité en ce genre, sont : dans Tite-Live,
ceux de Scipion l'Africain et du grand Caton; dans
Tacite, ceux de Tibère, de Claude et de Néron;
dans Hérodien, celui de Septime Sévère; dans Phi-
lippe de Commines, celui de Louis XI; dans Gui-
chardin, celui de Ferdinand d'Espagne, de l'Empe-
reur Maximilien, ceux des Papes Léon et Clément. »
Et voici ce que Bacon veut que les moralistes fassent
de ces matériaux, pour en composer un traité exact
et complet des caractères : « Ils ne s'en serviront point
pour tracer des portraits achevés comme le font les
poëtes, les historiens, les panégyristes; mais ils devront les réduire à des simples traits bien arrêtés,
dont il faudra déterminer le nombre et la nature,
quot et quales sint, et qui, mêlés et combinés, puissent donner tous les caractères possibles. Il faudra
montrer comment ces images sont unies et subordonnées entre elles, *connexæ et subordinatæ*, et
c'est par cette sorte de dissection ingénieuse et soi-
gnée, *artificiosa et accurata dissectio*, des esprits
et des caractères, que se trouveront divulgués les
secrets des dispositions individuelles des hommes,
et que, sur cette connaissance, on basera enfin

avec plus de justesse, les préceptes de la guéison
de l'âme (1). »

Je ne sache pas que ce morceau de Bacon ait été
beaucoup remarqué, et pourtant, je ne crains pas
de le dire, ce n'est pas un des moins remarquables
qu'il ait écrits. Ce passage, si concis et si vrai, dit
tout ce qu'il y a faire en pyschologie, et tout ce
qu'ont fait plus tard Hutcheson, Reid et Gall pour
la systématisation des principes d'action ou des vraies
facultés mentales de l'homme. Il trace toute la voie
que cette science a désormais à suivre, et montre le
but qui la termine. On ne se lasse pas d'admirer la
rectitude et la profondeur de vue que cet homme
extraordinaire a portées sur toutes les branches du
savoir humain, et qui, dans la préface de son *novum
organum*, lui faisaient dire, avec cet confiance qui
plaît dans un pareil génie, qu'il ne se proposait pas
de faire inventer des argumens, mais des arts, *non
argumenta, sed artes;* non point des choses conformes
aux principes, mais ces principes mêmes ; non point
des raisons probables , mais des désignations et
des indications d'ouvrages, *designationes et indica-
tiones operum.*

On ne supposerait peut-être pas que Locke, le
triomphateur des idées et des principes innés, pût
être placé, aussi bien qu'Aristote, l'inventeur de la
table rase, dans la liste des fauteurs, sans le savoir,
de l'innéité des facultés. Qu'on lise pourtant les deux
passages suivans, et l'on se demandera, après cela ,

---

(1) Bacon, *De Dignitate et Augmentis Scientiarum*, lib.
VII, cap. III.

s'il y avait, à cet égard, une bien grande différence
entre Locke forcé de reconnaître en nous des penchans, des inclinations vers le bien en général, ou
vers notre bien particulier, des goûts de l'âme aussi
divers que ceux du corps, et Leibnitz qui ne voyait
guère dans ses idées innées, que *des dispositions et
des virtualités naturelles.*

« Je conviens qu'il y a dans l'âme des hommes
certains penchans qui y sont imprimés naturellement,
et qu'en conséquence des premières impressions que
les hommes reçoivent par le moyen des sens, il se
trouve certaines choses qui leur plaisent et d'autres
qui leur sont désagréables, certaines choses pour lesquelles ils ont du penchant et d'autres dont ils s'é-
loignent, et qu'ils ont en aversion (1). »

» L'âme a différens goûts aussi bien que le palais,
et si vous prétendiez faire aimer à tous les hommes
la gloire ou les richesses, auxquelles pourtant certaines personnes attachent entièrement leur bonheur,
vous y travailleriez aussi inutilement, que si vous
vouliez satisfaire le goût de tous les hommes, en leur
donnant du fromage ou des huîtres, qui sont des
mets fort exquis pour certaines gens, mais extrême-
ment dégoûtans pour d'autres, de sorte que bien des
personnes préféreraient avec raison les incommodités
de la faim la plus piquante à ces mets que d'autres
mangent avec tant de plaisir. C'était là, je crois, la
raison pourquoi les anciens philosophes cherchaient
inutilement si le souverain bien consiste dans les

---

(1) Locke, *Essai philosophique*, liv. I, ch. II, p. 127 du
t. I de la traduction de Coste, en 4 vol. in-12.

richesses, ou dans les voluptés du corps, ou dans la vertu, ou dans la contemplation. Ils auraient pu disputer, avec autant de raison, s'il fallait chercher le goût le plus délicat dans les poires, les prunes ou les abricots, et se partager sur cela en différentes sectes (1). »

Mais, c'est surtout dans les livres de la philosophie écossaise, dans Shaftesbury, dans Hutcheson, dans Hume, dans Ad. Smith, surtout enfin dans Reid et dans D. Stewart, que se trouve étonnamment développée la doctrine de l'innéité et de la prééminence des facultés affectives et morales, et non-seulement les bases de cette doctrine, mais ses détails, ses preuves, et la plupart de ses applications sociales. C'est ce qui ressortira des citations, ou des analyses suivantes :

Shaftesbury se présente le premier de cette illustre école, avec ses ouvrages de morale, et spécialement avec ses recherches sur la vertu et le mérite. Son système est, en quatre mots, celui-ci. Les affections ou passions de l'homme sont des qualités ou des facultés innées. Elles sont, ou *sociales*, ou *personnelles*, ou enfin *dénaturées*.

Les deux premières classes sont aussi nécessaires l'une que l'autre à l'harmonie morale de l'homme et du monde. La supériorité des premières constitue néanmoins la vertu, et la vertu est ce qu'il y a de plus utile à l'homme en particulier, comme à la société en général.

Parmi les *affections*, ou *passions dénaturées*, qui

_____

(1) Livre II, chap. XXI, t. II, p. 199.

ne sont, en définitive, qu'une altération des affections réellement primitives, et auxquelles l'excès des
passions personnelles peut conduire, Shaftesbury
place en première ligne l'amour du sang, de la destruction. La malice, dit-il, est une teinte affaiblie
de cette affection. L'envie sans motif, la misanthro-
pie, la pédérastie, etc., sont aussi des passions de
cette sorte. Voici, au reste, quelques citations textuelles.

« Parmi les hommes, les uns sont naturellement
orgueilleux, durs et cruels, et conséquemment en-
clins à approuver les actes violens et tyranniques;
d'autres sont naturellement affables, doux, modestes,
généreux, et dès lors amis des affections paisibles et
sociales (1).

» Les inclinations sociales, telles que la tendresse
paternelle, le penchant à la propagation, l'éducation
des enfans, l'amour de la compagnie, la conspiration
mutuelle dans les dangers, etc., ont un rapport constant et déterminé avec l'intérêt général de l'espèce.
De sorte qu'il faut convenir, qu'il est aussi naturel
à la créature de travailler au bien général de son espèce, qu'à une plante de porter son fruit, et à un
organe, ou à quelque autre partie de notre corps,
de prendre l'étendue et la conformation qui conviennent à la machine entière; et qu'il n'est pas plus
naturel à l'estomac de digérer, aux poumons de respirer, aux glandes de filtrer, et aux autres viscères
de remplir leurs fonctions, quoique toutes ces par-

_____

(1) Shaftesbury, *Recherches sur la Vertu et le Mérite*,
p. 57 du t. II de la traduction française. Genève, 1769.

ties puissent être troublées dans leurs opérations par des obstructions et d'autres accidens. (1).

» La volonté est un ballon que se disputent les deux frères, l'appétit et le bon sens. Ce dernier, qui est le cadet, finit par laisser le ballon, pour en venir aux prises avec son aîné, qui fait le poltron et lui cède la place (2).

» La philosophie morale, la philosophie de la volonté, des passions, est la première, la seule presque des philosophies (3). »

Ce serait ici le cas d'analyser avec détails et en y insistant, les idées de Hutcheson, sur l'innéité du sens moral et des autres facultés affectives. Mais, comme il me faudra exposer tout son système à l'article où je traiterai de la distinction et de la classification des facultés dans les divers systèmes de psychologie, je renvoie à ce moment-là tout ce que j'aurais à dire des opinions de cet auteur sur la doctrine de l'innéité. J'en agirai encore ainsi, et pour les mêmes raisons, relativement aux travaux de Reimarus, de Reid, de Beattie, d'Oswald, de Fergusson, de D. Stewart, d'Hemsterhuis sur le même sujet. Je me borne à dire maintenant qu'il n'y a pas d'auteurs qui aient autant et aussi bien insisté sur le point scientifique et pratique de l'innéité des facultés, que Hutcheson et ses deux successeurs naturels, Reid et D. Stewart, qui terminent brillamment, à cet égard, la liste des psychologistes écossais.

---

(1) *Recherches sur la Vertu et le Mérite*, page 79.
(2) *Soliloque*, p. 197, dans le t. II.
(3) *Ibid.* p. 277.

Les opinions de Hume, en morale, ont d'autant plus de poids qu'il a mis plus d'indépendance d'esprit. à une époque où cette qualité était du courage, dans l'examen de toutes les questions psychologiques. Ainsi, après avoir vu dans les idées des impressions presque physiques ; après avoir donné comme condition nécessaire à l'exercice de l'entendement une liaison en quelque sorte mécanique de ces mêmes idées ; après avoir fait de la causalité et du pouvoir une simple affaire de succession, de la croyance une conception plus vive, plus animée, due à l'habitude, de la liberté morale même une nécessité presque absolue, il a attaqué et rejeté en masse les miracles et la révélation, douté de la providence et d'un état à venir, et sur toutes les questions de cette sorte son scepticisme était bien connu. Mais il ne s'étendait point pourtant jusqu'aux principes de la morale, et l'on peut dire, au contraire, qu'ils n'ont point eu de défenseur plus réel que lui. On en jugera par les citations suivantes.

Après avoir combattu également le système de ceux qui ne reconnaissent que de l'hypocrisie dans les affections bienveillantes, et celui qui rapporte toutes nos affections à l'amour de soi, Hume ajoute :

« Il existe une disposition telle que la bienveillance et la générosité. Il y a des sentimens tels que l'amour, l'amitié, la compassion, la reconnaissance. Ces sentimens ont leurs causes, leurs effets, leurs objets, et leurs opérations. Le langage ordinaire a exprimé toutes ces idées, et les a distinguées des passions qui n'ont en vue que l'intérêt particulier (1).

(1) Hume, *Recherches sur les Principes de la Morale,*

» Si nous voulons, continue-t-il, considérer cette matière sans prévention, nous trouverons que le système qui suppose une bienveillance désintéressée et distincte de l'amour-propre, est réellement plus simple et plus conforme à la nature que celui qui rapporte à ce dernier principe toute amitié et tout sentiment d'humanité. Il est des besoins et des appétits physiques qui, de l'aveu de tout le monde, tendent immédiatement à la possession de leur objet et précèdent la jouissance de nos sens. Ainsi l'objet de la faim et de la soif est de manger et de boire. Ces appétits primitifs satisfaits, il en résultera un plaisir qui pourra devenir l'objet d'une autre espèce de désirs secondaires ou intéressés. De même, il y a des passions de l'âme qui, avant toute idée d'intérêt, nous portent à rechercher des objets particuliers, tels que la réputation, le pouvoir, la vengeance; et, lorsqu'on les a obtenus, il en résulte une jouissance agréable qui est une suite de l'accomplissement de nos désirs. Suivant la constitution intérieure de notre âme, il existe, en nous, un penchant naturel à la réputation, qui agit avant que nous en ayons recueilli aucun plaisir, et avant que nous puissions la rechercher par des motifs d'amour-propre, ou par le désir du bonheur. Si je n'ai point de vanité, je ne trouverai point de plaisir dans la louange; si je suis dégagé d'ambition, le pouvoir ne sera pas une jouissance pour moi, si je n'ai point de ressentiment, la punition d'un ennemi me sera

---

page 19 du tome v de la traduction française. Londres, 1798.

6

indifférente. Dans tous ces cas, la passion fixe la vue immédiatement sur son objet, et le rend nécessaire à notre bonheur. Il est vrai qu'il s'élève ensuite d'autres sentimens secondaires qui poussent ce bonheur obtenu par nos désirs primitifs plus loin, et en font une partie de notre bien-être. Si l'amour-propre n'était pas précédé par des sentimens d'une nature différente, il se manifesterait à peine, parce que, dans cette supposition, nous n'éprouverions que des peines et des plaisirs très-légers, et nous n'aurions que peu de malheur à éviter et peu de félicité à attendre.

» Où serait donc la difficulté de concevoir qu'il en serait de même de la bienveillance et de l'amitié que des sentimens que nous venons de citer pour exemples ? Et pourquoi ne croirions-nous pas que la constitution primitive de notre âme nous fait désirer le bonheur de nos semblables, nous le rend aussi précieux que le nôtre, sans nier que, peut-être, nous le recherchons ensuite par les motifs combinés et de la bienveillance, et de l'envie d'en jouir aussi. Qui ne voit pas que la vengeance, excitée par la seule force de la passion, peut être suivie avec assez d'ardeur pour nous faire oublier toutes les considérations d'aisance, d'intérêt, de sûreté, et pour nous rendre semblables à ces animaux acharnés, qui, pour blesser leurs ennemis, sacrifient leur propre vie ? Quelle est la malignité d'une philosophie qui ne veut point accorder à l'humanité et à l'amitié les mêmes droits qu'on est forcé de reconnaître dans des sentimens atroces, tels que la haine et le ressentiment. Une pareille philosophie est moins la peinture que la satire de la nature humaine. Elle peut fournir des plaisan-

teries et des paradoxes, mais elle ne pourra jamais
être le sujet d'aucun raisonnement sérieux (1). »

Ce morceau de Hume est on ne peut plus remarquable. Gall n'a rien dit de mieux sur l'innéité des
sentimens moraux, sur leur nature comme principes
d'action, sur le rapprochement qu'il y a à faire d'eux
avec les appétits, sur leur entrée en exercice par le
fait seul de leur nature intime, et indépendamment
de tous motifs étrangers à leur simple et brutale satisfaction. Les passages suivans, bien qu'ils n'aient
pas le même degré d'importance, rentrent dans la
même manière de voir.

« Le naturel et le tempérament sont presque tout,
et les maximes générales n'ont guère de pouvoir sur
nous, lorsqu'elles ne s'accordent pas avec nos penchans (2).

» Il y a des âmes d'une constitution si perverse,
si insensible, je dirais volontiers si calleuse, que
rien ne fait impression sur elles : la vertu et l'humanité sont des choses dont elles n'ont pas d'idée...
C'est là un mal incurable et pour lequel la philosophie n'a pas de remède (3).

» Si, par raison, on entend, suivant la propriété
de l'expression, ce jugement de l'homme qui décide
du vrai ou du faux, il me paraît clair comme le jour
que la raison ne peut jamais influer elle-même et
comme motif sur la volonté, et qu'elle ne le peut

(1) Hume, *Recherches sur les Principes de la Morale*,
page 27 du tome v de la traduction française. Londres, 1798.

(2) *Les quatre Philosophes*, p. 205 du t. iv.

(3) *Ibid.* p. 206.

que par l'intervention de quelque penchant ou de quelque passion....... Ce que, dans un sens populaire, on nomme raison, cette raison que les docteurs de morale exaltent si fort, n'est, au fond, qu'une passion moins turbulente que les autres, qui embrasse un plus grand nombre d'objets, et qui, voyant ces objets de plus loin, entraîne la volonté par une pente plus douce et moins sensible (1).

» ..... La force d'esprit consiste à faire dominer les passions calmes sur les passions tumultueuses (2). »

Ces deux dernières observations sont pleines de vérité et de finesse, et, bien que Reid y voie de l'exagération, je ne crois pas qu'ici Hume différât beaucoup de lui, autrement que dans l'expression.

Il semble qu'après avoir démontré, avec autant de force et de raison, l'innéité de la bienveillance et de quelques autres sentimens bons ou mauvais, Hume ne pouvait s'empêcher, au moins, de reconnaître le même caractère à la justice. Il n'en est pourtant pas ainsi. Ecoutons-le encore. J'ai promis de citer le vrai et le faux.

« L'utilité publique est la véritable règle de la justice, et la considération des conséquences avantageuses qui résultent de cette vertu est la seule raison du mérite qu'on y attache (3).

» Si la justice tirait sa source de quelque instinct primitif de notre cœur, sans égard à l'intérêt si frappant de la société, qui en fait une vertu indispen-

(1) *Réflexions sur les Passions*, p. 55 du t. IV.
(2) *Ibid.* p. 57.
(3) *Essais de Morale*, p. 41, tome V.

sable, il s'ensuivrait que la propriété qui est l'objet
de la justice, serait aussi fondée sur un instinct primitif, sans aucun rapport à l'utilité commune. Mais
où pourrait-on trouver les preuves d'un pareil instinct? Ou bien peut-on espérer de faire de nouvelles
découvertes dans cette matière? Il serait tout aussi
raisonnable de se flatter qu'on découvrira dans le
corps humain de nouveaux sens qui nous ont échappé
jusqu'à présent (1). »

Et c'est là justement ce que Hutcheson, Reid et
Gall croient avoir fait. Ils ont découvert de nouveaux
sens internes, parmi lesquels il faut compter, en
première ligne, ceux de la justice et de la propriété.
Ce qui me paraît avoir induit Hume en erreur sur
l'innéité et le caractère primordial de la justice et de
quelques autres vertus sociales qui s'y rattachent,
c'est la multiplicité des devoirs qu'elles supposent,
et la diversité des formes qu'elles affectent d'après
des coutumes nationales, d'après des usages propres
aux diverses conditions de la société, etc. Mais ces
erreurs n'infirment en rien la valeur de celles de ses
opinions que j'ai citées d'abord, et il n'en reste pas
moins un des philosophes qui ont le mieux compris
les principes de nos déterminations et les bases de la
morale.

Il s'en faut bien, à mon avis, qu'Adam Smith ait
mis, dans l'analyse des sentimens moraux (2), autant
de profondeur et de vérité que Hume. Sa théorie
de la sympathie morale et de la décence des actions,

___

(1) *Essais de Morale*, p. 77, tome v.
(1. A. Smith, *Théorie des Sentimens maraux*.

dont on retrouve le germe dans Cicéron et dans d'autres anciens moralistes, me paraît superficielle, et ne donner en aucune façon le secret de notre nature affective, et Reid lui-même en portait à peu près ce jugement (1). Smith reconnaît, du reste, plus ou moins explicitement, l'innéité de nos vertus, et en particulier de la bienfaisance et de la justice, bien que cela soit encore mêlé chez lui à des idées d'utilisme et d'éducation, qui prouvent, ce me semble, que ses vues à cet égard n'étaient pas bien arrêtées, ou qu'il n'a pas senti le besoin de diriger, sur ces points de doctrine, des recherches plus approfondies. Tout ce que je pourrais citer de lui prouverait amplement ce que je dis là, et ne vaudrait pas, à beaucoup près, ce que j'ai extrait de Hume, et ce que j'extrairai plus tard des autres philosophes écossais.

Un auteur français, J. B. Robinet, dont le nom n'est guère connu et ne mérite pas trop de l'être, a pourtant mieux vu que la plupart de ses contemporains, sur la nature active et innée des facultés affectives, et surtout de l'instinct ou du sens moral. Son livre, intitulé *De la Nature*, parut peu de tems après ceux de Hutcheson et de Hume, et ce sont, comme Robinet le dit lui-même, les idées de ces deux moralistes qu'il suit et développe dans la troisième partie de son ouvrage. Non-seulement il y reconnaît, à leur exemple, la nature innée, irréfléchie et désintéressée du sens moral, mais il admet, en outre, dans

_____

(2) Th. Reid, *OEuvres complètes*, traduites par M. Jouffroy, t. vi, Essai iii, part. ii, ch. iii.

le cerveau, un organe particulier pour cet instinct,
et croit qu'il a des connexions avec ceux de l'ouïe et
de la vue. Voici quelques citations de son ouvrage.

« Le sentiment de la beauté morale ne peut appar-
tenir à la faculté purement intellectuelle. Nous sentons le juste et l'injuste par une impulsion naturelle,
comme nous jugeons des saveurs avant toute réflexion.

» Les savans et les ignorans savent bien quand ils
font mal (1).

» L'âme perçoit le bien et le mal, comme elle
goûte le doux et l'amer, comme elle distingue, au
tact, ce qui est mou de ce qui est dur, comme elle
voit le blanc et le noir, comme elle entend les ac-
cords et les dissonnances, comme elle sent la suavité
des parfums et la vapeur des matières infectes. Car,
puisque les différences morales nous sont immédiatement connues par une disposition organique de
notre être, il est nécessaire qu'elles soient le fruit
d'un sixième sens, tout semblable aux autres. Ce ne
peut être que par une opération analogue aux leurs,
que l'âme soit instruite de la bonté et de la malice
morale. Tout ce qui, dans l'animal, n'est pas le produit de l'induction, de la réflexion, du raisonnement, est le produit de l'impulsion d'un sens (2).

» Plus les nations se sont policées par la communication, plus les droits de la bienveillance se sont
étendus. Les devoirs ont paru se multiplier sous les

---

(1) J.-B. Robinet, *De la Nature*, Amsterdam, 1761,
Troisième partie, t. I, p. 339.
(2) *Ibid.* p. 342.

noms d'amitié, de décence, d'égards, d'attentions, d'urbanité, de politique. Tout cela, s'il part d'un fonds d'humanité, pourvu qu'il soit allié à un caractère vrai, est la perfection du sens moral, qui nous affectionne à nos semblables presque comme à nous-mêmes, qui ne nous permet de les choquer en rien, etc...... (1). »

Les ouvrages de Ch. Bonnet renferment sur l'innéité, l'irrésistibilité même des facultés intellectuelles, et sur leur dépendance nécessaire de l'organisation différentielle du cerveau, un assez grand nombre de passages, dont voici les plus remarquables :

« Il est aussi impossible que l'homme colère ne se livre pas à la colère, qu'il l'est que les trois angles d'un triangle n'en égalent pas deux droits ...... Et ne dites pas que l'homme colère peut devenir doux ; vous venez de supposer un triangle, et vous supposez maintenant un carré (2).

» L'homme vertueux est celui qui se conforme à l'ordre. L'homme vicieux est celui qui trouble l'ordre. Nous estimons l'un, nous mésestimons l'autre. Nous serrons le diamant, nous jetons le caillou (3).

» L'âme qui a le tempérament vertueux, fait le

---

(1) J.-B. Robinet, *De la Nature*, troisième partie, dans le tome II, p. 370.

(2) *Essai de Psychologie*, p. 103. — Édition in-4e des *OEuvres complètes*, 1754.

(1) *Essai de Psychologie*, p. 119.

bien sans y réfléchir. Elle ne saurait faire autrement...
C'est un automate bienfaisant (1).

» La vertu, comme les talens, tient beaucoup
au physique. Elle se façonne dans la matrice, comme
l'œil, l'oreille, la main. On naît tempérant, humain,
courageux, comme on naît musicien, dessinateur,
poëte (2).

» Chaque cerveau a, dès la naissance, un ton,
des rapports qui le distinguent de tout autre (3).

» Le matériel de la mémoire, de l'imagination,
de l'attention, de la réflexion, du génie, est une
certaine nature de fibres, une certaine disposition
du cerveau (4).

» Nos sentimens de différens genres tiennent à des
fibres cérébrales de différens genres... Nous sommes
donc acheminés à penser que l'organisation du cerveau des animaux diffère essentiellement de celle du
cerveau de l'homme. Nous ne risquerons guère de
nous tromper en jugeant de la perfection relative des
deux machines par leurs opérations. Combien les
opérations du cerveau de l'homme sont-elles supérieures à celles du cerveau de la brute ! Combien la
raison l'emporte-t-elle sur l'instinct !

» Un animal quelconque est un système particulier, dont toutes les parties sont en rapport, ou har-
moniques entre elles. Le cerveau du cheval répond

---

(1) *Principes philosophiques sur la Cause première*,
chap. XIII, p. 185, édition in-4° des *OEuvres complètes*
1754.
(2) *Essai de Psychologie*, p. 136.
(3) *Ibid.* p. 126.
(4) *Ibid.* p. 133.

à sa botte, comme le cheval lui-même répond à la place qu'il tient dans le système organique. Si la botte du quadrupède venait à se convertir en doigts flexibles, il n'en demeurerait pas moins incapable de généraliser ses sensations; c'est que la botte subsisterait dans le cerveau. Je veux dire que le cerveau manquerait toujours de cette admirable organisation qui met l'âme de l'homme à même de généraliser ses idées (1). »

On ne peut rien dire de plus fort et de plus positif sur l'innéité, l'irrésistibilité des facultés, sur leur prééminence à l'égard des organes des sens et du toucher lui-même, sur le siége, enfin, de ces facultés dans le cerveau, dont la différence d'organisation produit leur diversité dans les animaux et dans l'homme. Il semble donc qu'après Bonnet, Gall n'avait plus rien à faire qu'à développer et rectifier les idées de ce philosophe, pour en faire la base de son système. Mais écoutons ce qui suit :

« L'instinct n'est, en général, que le résultat des impressions des objets sur la machine, et la portée de l'instinct est le résultat du nombre, de l'espèce et de l'intensité des sensations (2).

» L'entendement n'invente ou ne crée rien, mais il opère simplement sur les idées que les sens lui offrent (3).

» Un organe unique, un sens unique peut avoir

---

(1) *Palingénésie philosophique*, Neufchâtel, 1783, in-4°, ch. IV, p. 143.
(1) *Essai analytique sur les Facultés de l'Ame*, page 130.
(2) *Ibid.* p. 227.

été construit avec un tel art, qu'il suffit seul à donner à l'animal un grand nombre d'idées, à les diver-
sifier beaucoup, et, à les associer fortement entre
elles. Il les associera même avec d'autant plus de
force et d'avantage, que les fibres, qui en seront le
siége, seront unies plus étroitement dans un organe
unique.

» La trompe de l'éléphant en est un bel exemple
et qui éclairera admirablement bien ma pensée. C'est
à ce seul instrument que ce noble animal doit sa supériorité sur tous les autres animaux. C'est par lui
qu'il semble tenir le milieu entre l'homme et la brute.
Quel pinceau pouvait mieux que celui du peintre de
la nature, exprimer toutes les merveilles qu'opère
cette sorte d'organe universel (1) ? »

Suit la description de l'éléphant par Buffon, qui
n'a ici, sur Bonnet, que l'avantage de se tromper
plus éloquemment.

Une dernière citation :

« D'où vient la distance énorme qui sépare l'im-
mortel Newton du pâtre grossier. La nature n'aurait-
elle pas pétri leur cerveau du même limon ? Aurait-
elle mis dans l'un de ces cerveaux des parties qui ne
se trouveraient pas dans l'autre ? Ou aurait-elle ar-
rangé, dans l'un, certaines parties, tout autrement
qu'elle ne les aurait arrangées dans l'autre ? *Non*,
le cerveau du pâtre a essentiellement les mêmes organes, la même structure, le même tissu que celui
du philosophe.... L'éducation seule a fait ce pro-
dige..... (2) »

_____

(1) *Palingénésie philos.*, p. 129.
(2) *Essai de Psychologie;* p. 159.

Rien de plus formellement contradictoire que ces citations et celles qui précèdent ; on ne les croirait pas de la même plume, et l'on comprend que Gall ait pu accuser Bonnet de peu de maturité dans ses conceptions. On voit, en effet, ici, dans ce philosophe, un homme qui ne sait pas au juste qu'elle part il faut faire au cerveau et aux sens, au naturel et à l'éducation ; et qui émet, sur l'innéité des facultés, des vues justes et belles, dont il n'a pas senti la portée. Aussi, ces idées de Bonnet n'avaient-elles porté aucun fruit ; lui-même avait contribué à les obscurcir et à les vouer à l'oubli, et à faire ainsi prévaloir les erreurs d'Helvétius, contre lesquelles cependant il s'était élevé, avec talent, dans un des morceaux que je citais tout à l'heure.

Le nom de Bonnet me rappelle un beau passage d'un homme qui était son admirateur enthousiaste, et qu'on n'est guère habitué à voir mentionner sérieusement comme psychologiste. Cet homme est Lavater, et le passage dont je veux parler, ainsi que le chapitre qui le contient, Bonnet, Reid et Gall lui-même ne les auraient pas désavoués.

« L'homme, dit Lavater, est libre dans le monde comme l'oiseau dans sa cage. Il a un cercle d'activité et de sensibilité au delà duquel il ne peut s'élancer. De même que le corps humain a des contours qui le terminent, chaque esprit a sa sphère dans laquelle il se meut ; mais cette sphère est invariablement déterminée.

» Avoir attribué à la seule éducation le pouvoir de former et de réformer l'homme, est un des péchés irrémissibles qu'Helvétius a commis contre la raison et l'expérience. Peut-être n'a-t-on pas soutenu de proposition plus révoltante dans se siècle philosophique. Qui pourrait nier qu'avec certaines têtes, certaines figures (substituez : certains cervaux, certaines proéminences , Gall), on est naturellement capable ou incapable d'éprouver tels sentimens , d'acquérir tels talens, tel genre d'activité ? Vouloir contraindre un homme à penser , à sentir comme moi, ce serait exiger que son front et son nez (substituez: son cerveau et son crâne, Gall), prissent la forme des miens. Ce serait dire à l'aigle: Soyez lent comme la tortue , et à la tortue : imitez la vitesse de l'aigle (1). »

Porta , cet autre physiognomoniste qu'on ose à peine citer , a dit, d'après Aristote (2), quelque chose d'approchant. « Considérant la nature des animaux, on n'en a jamais vu aucun qui, dans le corps d'une espèce , eût l'âme d'une autre espèce; l'on n'a jamais vu loup ou brebis, qui eût l'âme du chien ou du lion : mais toujours le loup et la brebis, suivant leur nature , auront en leur corps l'âme qui leur est propre (3). »

Il n'est pas toujours facile de connaître au juste ce que pense Voltaire, en matière de philosophie. Dans le cours de sa longue carrière, ses opinions ont assez varié (et lui-même ne se donne souvent pas la

---

(1) Lavater , *l'Art de connaître les Hommes par la Physionomie*, Édition de Moreau de la Sarthe, Paris 1806, in-4°, tome III, p. 168.

(2) Aristote, *Physiognom.*, lib.   cap. 1.

(3) Porta , *De Physiognomoniá humaná* , lib. I cap. I.

peine de le dissimuler) pour qu'on ne sache pas toujours à laquelle il faut s'en tenir. Je trouve cependant
qu'en fait de morale, et sauf quelques légères contradictions, il n'a cessé d'admettre l'innéité et l'universalité de la conscience et de quelques autres vertus
qu'il en fait découler, la bienveillance, la justice, la
fidélité à sa parole, etc....

Ainsi, après avoir dit « que la vertu et le vice, le
bien et le mal moral est, en tout pays, ce qui est utile ou
nuisible à la société; ..... que les bonnes actions ne
sont autre chose que les actions dont nous retirons
de l'avantage, et les crimes, les actions qui nous sont
contraires; ..... que la vertu est l'habitude de faire
de ces choses qui plaisent aux hommes, et le vice,
l'habitude de faire des choses qui leur déplaisent, ...
et que la plupart des règles du bien et du mal diffèrent comme les langages et les habillemens, ... »
Voltaire ajoute immédiatement : « qu'il lui paraît certain qu'il y a des lois naturelles, dont les hommes
sont obligés de convenir par tout l'univers, malgré
qu'ils en aient (1). »

Et ailleurs il dit : « La morale me paraît tellement
universelle, tellement calculée par l'être universel
qui nous a formés, tellement destinée à servir de
contrepoids à nos passions funestes, et à soulager
les peines inévitables de cette courte vie, que depuis
Zoroastre jusqu'au lord Shaftesbury, je vois tous les
philosophes enseigner la même morale, quoiqu'ils

_____

(1) Voltaire, *Philosophie.* — *Traité de Métaphysique*
(1734), chap. IX, *De la Vertu et du Vice.*

aient tous des idées différentes sur les principes des choses (1). »

Puis : « La notion de quelque chose de juste me semble si naturelle, si universellement admise par tous les hommes, qu'elle est indépendante de toute loi, de tout pacte, de toute religion (2). »

Puis enfin, à propos de la manière de voir exagérée de Locke sur les principes de pratique innés : « la loi fondamentale de la morale agit également sur toutes les nations bien connues. Il y a mille différences dans les interprétations de cette loi, en mille circonstances, mais le fond subsiste toujours le même, et ce fond est l'idée du juste et de l'injuste (3). »

Rousseau, cet autre coryphée de la philosophie du xviiie siècle, ne pouvait manquer d'admettre l'innéité de la conscience, et tout le monde connaît les pages éloquentes dans lesquelles il a proclamé cette vérité.

« On nous dit que la conscience est l'ouvrage des préjugés. Cependant je sais, par mon expérience, qu'elle s'obstine à suivre l'ordre de la nature contre toutes les lois des hommes. On a beau nous défendre ceci ou cela, le remords nous reproche toujours faiblement ce que nous permet la nature bien ordonnée, à plus forte raison ce qu'elle nous prescrit (4).

(1) Le Philosophe ignorant, 1766, xxxviii.
(2) Ibid. xxxi.
(3) Ibid. xxxiv.
(4) Rousseau, Émile, Profession de foi du Vicaire savoyard.

» La conscience est la voix de l'âme; les passions sont la voix du corps. Elle est le vrai guide de l'homme; elle est à l'âme ce que l'instinct est au corps...... S'il est vrai que le bien soit bien, il doit l'être au fond de nos cœurs, comme dans nos œuvres, et le premier prix de la justice est de sentir qu'on la pratique (1).

» O vertu, science sublime des âmes simples, faut-il donc tant de peine et d'appareil pour te connaître ? Tes principes ne sont-ils pas gravés dans tous les cœurs, et ne suffit-il pas, pour apprendre à les lire, de rentrer en soi-même, et d'écouter la voix de la conscience dans le silence des passions ? Voilà la véritable philosophie, sachons nous en contenter (2). »

Enfin, et surtout, le morceau célèbre qui commence par ces mots : « Jetez les yeux sur toutes les nations du monde, parcourez toutes les histoires, etc. (3) » et que je ne rapporte pas parce qu'il est cité dans tous les livres de morale.

Mais cet admirable talent d'écrivain qui, dans Rousseau, donne tant de force et de charme à la vérité lorsqu'il la rencontre et que peut-être il la croit un paradoxe, loin de diminuer augmente lorsque c'est le problématique ou le faux qu'il s'agit

---

(1) Rousseau, *Émile*, Profession de foi du Vicaire savoyard.

(2) *Discours* sur cette question : *Si le rétablissement des Sciences et des Arts a contribué à épurer les Mœurs.* A la fin.

(3) *Émile*, Profession de foi du Vicaire savoyard.

de défendre ou d'établir. Après avoir admis et proclamé que la conscience est naturelle à l'homme,
après en avoir dit à peu près autant de la pitié, et
avoir ainsi rejeté les fausses théories de Hobbes,
Rousseau abandonne la bonne voie. S'il pose « pour
maxime incontestable que les premiers mouvemens
de la nature sont toujours droits, qu'il n'y a point
de perversité originelle dans le cœur humain, qu'il
ne s'y trouve pas un seul vice dont on ne puisse dire
comment et par où il est entré (1) », assertions qui
sont déjà autant d'erreurs ; il a la même opinion des
bonnes qualités, ainsi que des aptitudes intellectuelles, et c'est sur leur égalité congéniale que se
fondent ses préceptes d'éducation. Il ne croit pas non
plus que le sentiment de la propriété et la sociabilité
résultent nécessairement de la nature morale de
l'homme. Il y a plus, dans sa lettre à M. *Philopolis,*
revenant sur ce qu'il avait dit de l'innéité de la pitié,
à cette question « Un homme, ou tout autre être
sensible qui n'aurait jamais connu la douleur, aurait-il de la pitié, et serait-il ému à la vue d'un enfant qu'on égorgerait ? » il répond que non ; et à
cette autre question : « L'affection que les femelles
des animaux témoignent pour leurs petits a-t-elle ces
petits pour objet, ou la mère » ? il répond : *La mère
d'abord,* pour son besoin, puis les petits *par habitude.*

Mais s'il est singulier de voir Rousseau, le champion
de la conscience, l'adversaire-né des philosophes sen-
sualistes, matérialistes, athées du 18e siècle, outrer lui-
même la doctrine du sensualisme dans la génération des

---

(1) *Émile,* livre II.

facultés et des qualités, et dans son application à l'éducation et à la morale , peut-être le sera-t-il davantage encore d'entendre l'auteur du système de la nature , de ce code d'une philosophie toute des sens et de la matière , proclamer l'innéité et l'inégalité originelle des aptitudes. C'est pourtant ce qui résultera, ce me semble, des citations suivantes, qui sont une preuve, entre mille, des contradictions de la philosophie, et qui montreront, jusqu'à l'évidence, qu'il n'est aucun système dans lequel ne puissent se trouver réunies les doctrines en apparence les plus opposées.

« Les âmes humaines peuvent être comparées à des instrumens dont les cordes , déjà diverses par elles-mêmes , ou par les matières dont elles ont été tissues , sont encore montées sur des tons différens. Frappée par une même impulsion, chaque corde rend le son qui lui est propre, c'est-à-dire qui dépend de son tissu , de sa tension , de sa grosseur , de l'état momentané où la met l'air qui l'environne, etc... C'est là ce qui produit le spectacle si varié que nous offre le monde moral. C'est de là que résulte cette diversité si frappante que nous remarquons entre les esprits , les facultés , les passions , les énergies , les goûts , les imaginations , les idées , les opinions des hommes. Cette diversité est aussi grande que celles de leurs forces physiques, et dépend comme elle de leurs tempéramens, aussi variés que leurs physionomies. De cette diversité résulte l'action et la réaction continuelle qui fait la vie du monde moral, et de cette discordance résulte l'harmonie qui maintient et conserve la race humaine (1).

_____

(1) *Système de la Nature*, tome I, chap. IX, p. 130. Londres, 1771, 2 vol. in-12.

» Si tous les hommes étaient les mêmes pour les forces du corps et pour les talens de l'esprit, ils n'auraient aucun besoin les uns des autres : c'est la diversité de leurs facultés et l'inégalité qu'elles mettent entr'eux, qui rendent les mortels nécessaires les uns aux autres, sans cela ils vivraient isolés (1).

» L'esprit, la sensibilité, l'imagination, les talens mettent des différences infinies entre les hommes. C'est ainsi que les uns sont appelés bons, et les autres méchans, vertueux et vicieux, savans et ignorans, raisonnables et déraisonnables (2). »

Cabanis, dont le nom se place assez naturellement après celui du baron d'Holbach, Cabanis dans son livre des *Rapports du physique et du moral de l'homme*, après avoir attribué toutes les manifestations intellectuelles à l'action du cerveau, ce qu'il a résumé dans la phrase célèbre et inexacte que tout le monde connaît, établit, entre les diverses sources de nos idées, une sorte d'hiérarchie, qui prouve la prééminence qu'il reconnaissait à l'intérieur sur l'extérieur, au cerveau sur les sens. Ainsi il ne place les sensations qu'au troisième rang parmi les matériaux sur lesquels agit l'encéphale, dans la production de ces manifestations. Il donne le premier aux changemens, ou impressions spontanées du cerveau lui-même, à celles qu'il forme de son propre mouvement et dans son intérieur, telles que, dit-il, les principales dispositions maniaques. Au troisième rang viennent les impressions reçues par les extrémités

_____

(1) *Système de la Nature*, tome I, chapitre IX, page 131.
(2) *Ibid.* p. 131.

sentantes internes, et par les organes qu'elles
animent, d'où résultent les idées et les déterminations instinctives.

Cette dernière partie de la doctrine psychologique
de Cabanis, l'instinct, ou pour parler plus exactement, les sensations internes, est celle qui, de son
temps encore, avait été le plus vaguement étudiée,
et qui appelait davantage les efforts de l'observation
et de l'analyse. C'est celle aussi à laquelle il s'est le
plus attaché et qui forme ce qu'il y avait de nouveau dans son livre pour l'époque où il parut. Les
besoins et les instincts se trouvèrent ainsi ralliés au
système nerveux encéphalo-rachidien, qui, dès la
vie intra-utérine, y est façonné, dit Cabanis, par un
ordre de sensations auxquelles, jusqu'à lui, on avait
accordé peu d'attention, les sensations internes ou
viscérales, ayant pour point de départ trois foyers
nerveux principaux, celui de la région phrénique,
celui de la région hypocondriaque, et celui des organes de la génération. Mais toujours faut-il, suivant Cabanis, que le cerveau *digère* ces impressions, ces sensations internes, comme il *digère* toutes les autres,
afin d'en faire des déterminations instinctives ; et
c'était là malgré le vice de l'expression, une théorie
de beaucoup supérieure à celle de Bichat, qui plaçait
bien réellement le siége des passions elles-mêmes
dans les centres nerveux abdominaux. Les instincts
de Cabanis, du reste, ne sont pas, à beaucoup près,
ce qu'on appelle en général maintenant instincts ou
facultés instinctives des animaux et de l'homme. Si
quelques-uns d'entr'eux sont véritablement des besoins spéciaux, des appétits nécessaires à la conservation de l'individu et de l'espèce, les autres

n'expriment qu'une vue abstraite de l'esprit, envisageant la communauté de but d'un nombre plus ou moins grand de fonctions, soit physiques, soit intellectuelles. Ce sont, par exemple, l'instinct de nutrition, l'instinct de mouvement, celui de conservation, tout aussi bien que l'instinct de reproduction, l'amour maternel, etc...., et, en disant que les impressions de leurs appareils extérieurs donnent lieu au cerveau de se déterminer instinctivement pour leur satisfaction, Cabanis ne faisait qu'exprimer le rapport existant entre les organes de ces besoins et le cerveau qui les perçoit, en a conscience, et tout au moins les régularise et les fortifie. Mais il n'avait point pensé à placer dans cet organe le siége de besoins ou d'appétits qui n'ont rien de commun avec les facultés primitives admises par Hutcheson, par Reid et par Gall.

Ce n'est pas que Cabanis ne sentît bien que, pour expliquer ces facultés, ou ces véritables instincts, celui, par exemple, du cailleteau et du perdreau qui, aussitôt après être sortis de l'œuf, courent après les grains et les insectes, celui du chat et du chien qui cherchent, les yeux fermés, la mamelle de leur mère, celui du canneton et de la tortue qui, aussitôt après leur naissance, s'acheminent d'eux-mêmes vers l'eau, du chien de chasse qui poursuit naturellement telle ou telle espèce de gibier, du tigre qui se plaît à verser le sang, du furet, cet ennemi-né du lapin, tous exemples qu'il cite lui-même (1); ce n'est pas, dis-je,

_____

(1) *Rapports du Physique et du Moral de l'Homme.* — de l'Instict, t. II.

qu'il ne sentît bien que, pour l'explication de ces
instincts, les impressions des viscères et des centres
nerveux viscéraux sur le système nerveux central ne
suffisent pas, et qu'il faut recourir surtout à de *premiers traits gravés dans le cerveau*, au moment de
la formation du fœtus. Mais il fait de ces véritables
instincts un simple moyen de satisfaction des besoins,
qui sont ses instincts à lui, et il comprend d'une manière générale, dans la sympathie ou l'antipathie, les
relations qu'établissent, entre les diverses espèces
animales, leurs tendances instinctives de rapprochement ou d'aversion, de défense naturelle ou de destruction réciproque. Cabanis avait pourtant connaissance des travaux philosophiques de Hutcheson et de
Smith, et il était assez disposé à adopter les idées
de ce dernier, en les exagérant dans le sens du sensualisme, c'est-à-dire dans le sens de l'utile donné
comme règle de la sympathie. Quant à la doctrine de
Hutcheson, je ne crois pas qu'il la comprît bien, et
il s'était placé dans un autre point de vue. La *sympathie morale* consistait pour lui *dans la faculté de
partager les idées et les affections des autres, dans le
désir de les faire prendre part aux siennes propres,
dans le besoin d'agir sur leur volonté* (1). Il ne pensait pas que *des facultés inconnues fussent nécessaires
pour faire concevoir de tels phénomènes*, et il croyait
avoir répondu à tout par le mot de sympathie, et en
disant que, dans celle qu'il nomme morale, il y a
déjà de l'imitation. Il allait même jusqu'à croire que,

---

(1) *Rapports du Physique et du Moral de l'Homme.* —
De la Sympathie, t. II.

dans les meilleurs mimes, la sympathie morale est aussi portée au plus haut degré (1). Ce rapprochement exagéré et faux donne la mesure de ce que valent les idées de Cabanis sur la sympathie en général, et sur la sympathie morale en particulier.

§ II.

Il y a, ce me semble, un grand intérêt, je ne dis pas de curiosité, mais d'utilité scientifique dans tout ce long exposé d'opinions et de doctrines concordantes quant au fond, sur le fait le plus important de toute la psychologie, celui de l'innéité des facultés. On y remarque que ce fait capital, bien que souvent méconnu ou laissé dans l'oubli, a presque été admis de toute antiquité et à toutes les époques philosophiques, d'abord vague, obscur, se confondant, jusqu'à un certain point, avec l'innéité des idées, comme nous avons vu que cela avait lieu, à un plus ou moins haut degré, dans Platon, Descartes, Leibnitz et Kant lui-même ; ensuite se faisant jour dans les écrits de philosophes qui ne pensaient point à le prouver, ou qui même cherchaient à établir une doctrine contraire, tels qu'Aristote, Locke, le baron d'Holbach ; puis, envahissant des doctrines tout entières, quoique mêlé encore à des idées fausses et contradictoires, comme cela se voit dans Cicéron, dans Huarte et dans Ch. Bonnet : enfin, s'établissant sur les bases les plus larges, les plus déterminées, les plus formelles, se divisant en toutes ses racines, dans les écrits de l'école écossaise, dans ceux de Hutcheson, de Reid et de D. Stewart ; se renforçant, dans Cabanis, de la partie plus spé-

(1) *Ibid.*

cialement viscérale de l'instinct, pour se compléter
et prendre vie dans Gall, et y acquérir, ainsi que
nous le verrons, le dernier degré d'évidence et
de détermination.

Au reste, si ce fait avait toujours été ainsi constamment aperçu, si l'on avait fait constamment des
tentatives plus ou moins heureuses, et surtout plus
ou moins fécondes, pour placer dans la morale et la
volonté les facultés réellement primordiales de l'intelligence, et leur donner ce caractère de passion
et d'innéité qui fait leur essence, il ne faudrait pas
trop s'en étonner, et il serait bien plus extraordinaire
qu'il en eût été autrement. En effet, la différence
des esprits, celle des sentimens et des passions,
quand les sensations et leurs organes sont la plupart
du temps dans un rapport d'égalité si parfait, ou
même dans un rapport d'intensité et de développement opposé à l'intensité et au développement des
manifestations intellectuelles et morales ; l'inégalité
des penchans et des aptitudes chez des hommes en
qui l'éducation a été la même, ou même a été dans
une proportion inverse au développement de ces impulsions naturelles ; l'entraînement irrésistible à de
certains actes vertueux ou criminels, quand tout,
dans le monde extérieur, devrait empêcher de s'y
laisser aller : toutes ces circonstances avaient dû,
de tout temps, sinon faire admettre, au moins laisser
soupçonner que, dans les manifestations intellectuelles, comme dans les manifestations affectives de
l'intelligence, le dedans a, au moins, autant de
part que le dehors, le cerveau que le sens, et qu'il y
a des facultés primordiales innées, des puissances
de sentiment et d'action affective qui n'ont pas tou-

jours besoin, pour entrer en exercice, du secours
de l'éducation, ou des excitations venues du dehors,
mais qui agissent d'elles-mêmes, ou par un mouvement spontané de leurs organes. C'est là , en définitive, le seul fait qu'exprime, la seule chose que
signifient cette doctrine et ce mot de l'innéité des
facultés : on ne saurait rien concevoir de plus, et
c'est dans ce sens qu'il faut entendre cette phrase
de Leibnitz, que *nous sommes innés à nous-mêmes* (1).

Nos recherches ici, comme partout ailleurs, doivent tout simplement tendre à établir les lois suivant lesquelles se produisent les faits que nous at-
tribuons à ces facultés, c'est-à-dire, leurs rapports
de première apparition, de succession , d'intensité,
de développement, de. diminution, de cessation
complète, et tout ce qui a déjà été constaté à cet
égard montre, pour prendre réellement la chose *ab
ovo*, que, dans un être humain, il n'y a d'abord,
pendant un certain temps de la vie intrà-utérine, que
faits et par conséquent pouvoirs végétatifs sans sentiment probable, puis vraisemblablement faits sensitifs , et, par conséquent, pouvoir de sensations externes et de sensations internes ou instinctives à peu
près purement viscérales , allant de front, et étant,
pour ainsi dire, innés les uns aux autres, sans qu'on
puisse prononcer lesquels d'entre eux ont paru les
premiers. Puis, quand l'enfant est venu à la lumière,
il y a encore, pendant un certain temps, persistance
presque exclusive de ces deux ordres de faits et de
pouvoirs, auxquels cependant ne tardent pas à s'a-
jouter des penchans, des aptitudes purement instinc-

(1) Leibnitz, *Opera omnia*, Ed. L. Dutens, vol. v, p. 361.

tives et irréfléchies, ou, si l'on veut, les faits qui les
supposent. Enfin, manifestement en dernier lieu,
et n'arrivant que très-tard à un complet développement, viennent les faits relatifs à une attention pro-
longée et volontaire, à de la mémoire, à de l'imagination, à du raisonnement, faits intellectuels par
excellence d'où l'on infère les pouvoirs de même
nom. Et ces diverses sortes de faits affectifs, moraux
et intellectuels n'ont point entre eux de rapports nécessaires et proportionnels de développement, c'est-
à-dire, que les besoins, les impulsions, les penchans
de toute sorte ne sont pas proportionnels, dans leur
développement et leur action, au développement et à
l'action des sens, non plus que les aptitudes tout intellectuelles et les facultés des écoles, l'attention, la mémoire, le jugement, etc....... tandis que ces dernières, au contraire, sont proportionnelles à l'intensité
de nos besoins, de nos penchans, de nos aptitudes.

Somme toute, dire que les vraies facultés, les
facultés actives sont innées, c'est dire ceci, que les
manifestations affectives, telles que les besoins, les
penchans, les aptitudes, ont lieu les premières, ou
plutôt que, se manifestant seulement en même temps
que les sensations, elles ne leur sont pas néanmoins
proportionnelles, et, pour ce qui est des faits d'attention, de mémoire et de jugement, qu'ils ne viennent, de toute manière, qu'après ces deux premiers
ordres de faits. Ainsi, antériorité d'apparition, su-
prématie et indépendance plus ou moins complète
de développement et d'action, voilà tout ce que
veut dire ce mot d'*innéité*, et c'est pour cela qu'il
n'est applicable qu'aux faits affectifs de l'intelligence,
ou aux facultés qu'ils supposent.

CHAPITRE II.

*De la compréhension des systèmes de psychologie, ou
de la nature et du nombre de leurs facultés. — Vue
totale et points principaux du champ d'observation
de cette science.*

—

Le second point de vue sous lequel doit être fait
l'examen des systèmes de psychologie, point de vue
qui, à la rigueur, pourrait suppléer tous les autres,
c'est celui de leur compréhension ou de leur champ
d'observations, qui sera très-exactement et très-iné-
vitablement représenté par les facultés qu'ils auront
admises, et qui donnera la clef et de leurs mérites,
et de leurs défauts et de leurs destinées.

J'ai déjà dit quelles sont les limites extrêmes de
ce domaine de la psychologie, en bas le sentiment le
plus obscur de l'existence, en haut le fait de conscience le plus complexe. Au-dessous il n'y a que
des plantes, dont l'observation rentre dans les attributions de la physique végétale; au-dessus, des dé-
mons et des anges, et enfin l'esprit incréé, dont la
considération était jadis du ressort de la théologie
naturelle. Mais ce champ, ainsi limité, est encore
bien assez large. Il l'est même tellement aux yeux
des psychologistes purs qu'ils le restreignent des
cinq sixièmes, et voudraient le borner à l'étude de
l'homme caucasique, adulte, bien portant, éveillé,
modérément repu, calme de passions, éclairé et

même un peu philosophe. On peut, je crois, l'affirmer, sans crainte de se compromettre, ce cadre de
recherches a donné tout ce qu'il pouvait donner et
ne saurait plus mener à rien. Quant au champ réel
d'observation embrassé aussi complètement que cela
me paraît possible, il comprendrait : 1° la psychologie comparée des espèces animales; 2° la psychologie
comparée des races humaines ; 3° la psychologie
comparée des âges de l homme ; 4° l'étude des besoins , des appétits , des instincts , des affections , des
passions , des vices , des vertus, des aptitudes naturelles, du talent , du génie ; 5° la psychologie de la
veille et du sommeil, et des diverses espèces de
somnambulisme ; 6° la psychologie comparée des maladies , et surtout celle des maladies mentales, ou,
plus brièvement , la psychologie pathologique.

Mais, j'ai hâte de le déclarer, qu'on ne s'imagine
pas que je ne veuille admettre de système de psychologie digne d'attention, que celui qui serait basé
sur une compréhension aussi complète , aussi irréprochable de tous les faits de cette science ; car , à ce
compte là, il n'y en aurait aucun qui eût ce mérite,
et il faudrait tous les rejeter en masse , même ceux
de Reid et de Gall , qui sont pourtant les plus complets et les plus avancés. Il ne me vient donc point
à la pensée de nier la rectitude, l'excellence même
des travaux psychologiques faits par des hommes
qui étaient loin cependant d'avoir songé à embrasser
tout le champ d'observations de la science sur laquelle
ils écrivaient . Mais c'est qu'alors ces hommes, qui
n'avaient travaillé, la plupart du temps, que sur un
seul des différens ordres de faits que je viens d'énumérer, celui de l'homme adulte, n'ont tiré de cet

ordre de faits que ce qu'il renferme, bien qu'il leur manquât, pour cela, le contrôle de tous les autres. Et c'est là une chose plus difficile qu'on ne pense : pour ne pas trébucher dans cette voie, il faut des appuis, or ce sont des appuis que les diverses séries de faits de la psychologie comparée.

Mais si j'accorde qu'il est à peu près impossible à un seul homme d'embrasser, d'un coup d'œil également éclairé, tout le champ d'observations de la psychologie, si j'accorde qu'on peut rencontrer vrai sans cette condition ; on devra m'accorder, en revanche, qu'un homme qui aurait envisagé tout ce champ d'une vue égale, et apprécié les rapports d'importance de ses diverses parties, pourrait, mieux que tout autre, édifier un système des facultés mentales, vrai, complet, harmonique, et en déduire naturellement toutes les conséquences d'économie morale, soit domestiques, soit sociales, qui s'y rattachent de plus ou moins près. Tout cela, sans doute, les médecins, les physiologistes n'auront pas de peine à en convenir ; mais il pourrait n'en pas être de même des métaphysiciens. Il leur répugnera peut-être d'admettre que, pour connaître la *conscience* de l'homme, il faille étudier le *sentiment* presque contestable du polype, et qu'on doive, pour arriver aux actes de la *volonté*, partir des *mouvemens* microscopiques des infusoires ; et je crois, comme eux, qu'il y a, en effet, quelque différence entre ces divers ordres de faits, et même qu'elle existe beaucoup plus haut encore dans l'échelle des animaux. Mon amour des paradoxes et de l'unité psychologique animale ne va pas jusqu'à tendre la main au Pongo comme à un frère, ni à voir presque une femme dans la Roussette menstruée de Java. Mais, si je ne crois pas que la psychologie du polype ou du singe soit identique à celle de l'homme, je ne pense pas néanmoins qu'il soit inutile, pour l'étude de la pensée, de remonter des uns à l'autre, malgré quelques rup- tures dans la chaîne, et l'intervalle réellement assez grand qui sépare le Hottentot du Chimpansée ou de l'Orang.

A cet égard, je demanderais à la *mémoire* tout intellectualisée des métaphysiciens, si elle ne leur rappelle rien des années de leur enfance, de ces an- nées, toutes de besoins, d'appétits et de sentimens, où leur humanité réfléchissante était loin d'avoir commencé. Je demanderais à leur *jugement* de des- cendre encore plus bas, et d'examiner s'il n'y a pas eu une époque où leur sensibilité était à peu près aussi intellectuelle que celle du singe ou du carlin ; une époque encore où, dans le sein maternel, ils n'a- vaient pas même les besoins, les sens, l'instinct d'un mollusque ; une époque enfin où leur existence, toute végétative, était au-dessous de celle d'un in- fusoire ou d'un lithophyte.....? Et pourtant toutes ces existences ne font, dans chaque homme, qu'une seule et même existence : *c'est la variété dans l'unité*, et dans une unité tellement une, qu'il n'est pas pos- sible de dire où finit une de ces vies pour faire place à celle qui la suivra. Pour ce qui est de cette brutalité des passions que la métaphysique *ex cathedrâ* voudrait bien rejeter de la psychologie, je lui deman- derais enfin à elle-même si elle n'a jamais trébuché sur ses échasses philosophiques, pour retomber, de tout le poids de la matière, je ne dis pas dans les fu- mées encore quelque peu intelligentes de l'orgueil et d'une gloire désintéressée, dans les égaremens de l'ambition politique, dans les oripeaux des distinctions bourgeoises, mais dans la jouissance toute métallique de l'avarice, dans le gros rire des festins, dans d'autres voluptés plus passionnées encore et plus brutales; et si toutes ces faiblesses de la nature humaine ne lui ont pas paru, comme au philosophe Reid, être assez souvent de vrais *principes d'action*, c'est-à-dire des *facultés*.

Et, s'il en est ainsi, si la même intelligence d'homme et même de philosophe trouve successivement et inséparablement en elle-même, outre l'époque des faits et des pouvoirs végétatifs, des époques de faits et de pouvoirs appétitifs instinctifs, affectifs, moraux et intellectuels, si tel est, en effet, le cadre de la psychologie d'un seul homme, pourquoi ne pas rendre plus facile et plus sûre l'étude des faits qu'il contient en y joignant celle de la psychologie comparée des races humaines et des espèces animales, où l'on retrouvera les mêmes faits et les mêmes pouvoirs, se développant et se mélangeant successivement et dans le même ordre? Pourquoi ne pas joindre à cette étude celle des autres parties du champ d'observations de la psychologie, celle surtout de la psychologie pathologique ou de la folie, sans laquelle, je ne crains pas de l'affirmer, il n'y a pas de système complet et irréprochable, pas d'intelligence des époques historiques les plus étonnantes et les plus fécondes.

Ai-je besoin de faire remarquer, du reste, que ces faits, en apparence si nombreux et si variés, qui composent le domaine de la psychologie, se réduisent, en définitive, à trois ou quatre ordres bien distincts, dont les rapports me semblent sinon dans

tous leurs détails, au moins dans leur généralité, assez
bien établis par l'état actuel de la science, pour qu'il n'y
ait plus à y revenir. Ces faits seront toujours ou des sensations soit externes, soit internes, ou des besoins, des
appétits, c'est-à-dire des impulsions instinctives plus
ou moins aveugles, ou des penchans, des sentimens,
des aptitudes ayant déjà un certain caractère de moralité et de lucidité ; ou enfin tous les faits intellectuels proprement dits, qui sont du domaine de
l'attention, de la mémoire, de l'imagination, du
jugement, etc...; quatre séries de phénomènes qu'on
rattache communément à deux classes encore plus
générales : faits moraux et volontaires, faits intellectuels et indifférens à l'action, ou plus brièvement,
volonté et entendement.

Qu'on étudie tant qu'on voudra la psychologie des
animaux, celle des races ou des âges de l'homme,
la psychologie des passions, ou des aptitudes diverses, la folie, etc.., on n'y trouvera toujours que cela,
que ces trois ou quatre ordres de faits; rien de plus,
mais rien de moins. Ce sont donc eux, en définitive,
qui forment le domaine de la psychologie, et c'est
à eux qu'il faut rapporter l'examen de la signification et de la valeur de ses systèmes sous le rapport de
leur compréhension. Or, cet examen, qui se ré-
duira, en dernière analyse, à compter et peser les
facultés réellement distinctes que ces systèmes admettent, et à discuter les rapports de toute sorte qu'ils
établissent entr'elles, cet examen, dis-je, devra envisager : 1º le côté actif et moral de l'intelligence,
la volonté; 2º son côté purement intellectuel, l'entendement; 3º les rapports à établir entre ces deux
côtés de l'intelligence, ou, si l'on veut, entre les facultés qui les représentent.

ARTICLE PREMIER.

*Côté actif et moral de la pensée, ou facultés
affectives et morales.*

———

DANS l'examen des systèmes de psychologie, considérés relativement au côté actif et moral de l'intelligence, on peut établir deux époques qui se lient,
sans doute, l'une à l'autre, mais qui, vues à une certaine distance de leur point de jonction, sont cependant assez distinctes. Dans la première, le côté affectif et agissant de la pensée est à-peu-près complètement omis par la psychologie. Dans la seconde, au
contraire, il est représenté de pair, et dans de justes
proportions, avec l'entendement proprement dit.
C'est sur cette dernière que j'insisterai.

§ I.

PLUS on remonte vers l'origine de la psychologie,
plus on voit l'homme, le philosophe même, s'isolant
dans la nature, considérer surtout, en lui-même,
les attributs, les facultés qui le distinguent éminemment des autres animaux. C'était comme une production de titres à la supériorité qu'il s'est toujours
arrogée sur toutes les autres créatures et comme une

prise de possession de son empire. Il a fallu bien des
siècles et un perfectionnement qui, en augmentant
sa puissance, lui ôtât toute crainte de la perdre, pour
qu'il consentît peu-à-peu à redescendre quelques
degrés de l'échelle qui le rapproche des êtres les plus
voisins de lui. Or, ce qui distingue éminemment
l'homme des animaux, ce sont ses facultés intellectuelles proprement dites, et ce sont celles-là qui forment le fonds et assez souvent même la totalité de
presque tous les systèmes de psychologie, soit anciens,
soit récens, jusqu'à nos jours, c'est-à-dire jusqu'à
Hutcheson et Gall.

On voit cependant en général, et souvent même
dès la plus haute antiquité philosophique, poindre,
au milieu de ces doctrines trop intellectuelles, le
germe des rectifications modernes sur l'introduction,
dans la psychologie, des faits et des pouvoirs affectifs
et moraux. Ainsi Aristote, qui ne voyait dans l'esprit
qu'une sorte de cire molle préparée pour les impressions externes et toutes leurs transformations (1),
dans la vertu qu'une habitude modératrice entre des
passions contraires (2), dans le bonheur lui-même
que le calme d'une vie surtout contemplative (3); Aristote, appuyé sur ses vastes connaissances en histoire
naturelle, et sur ses études de grande et de petite morale, admettait pourtant, outre l'âme raisonnable,
une autre âme irraisonnable et passionnée, où se

----

(1) *De Animâ*, lib. ɪɪ, cap. xɪ. — *De Memoriâ et
Reminiscentiâ*, cap. ɪ.

(2) *Ethic. Magn.*, cap. ɪv, v, vɪ, vɪɪ, etc., du livre ɪ.—
Ethicor. ad Eudem., lib. v, cap. ɪ.

(3) *Ethic. Nicomach.*, lib. x, cap. vɪɪ.

développent les vertus et les vices (1). Il plaçait aussi, parfois le bonheur dans l'activité de la vertu (2) ; et, dans son système des facultés, il donnait une place importante, d'une part à l'appétit (3), qu'on peut regarder comme le représentant des facultés instinctives ou des principes d'action des modernes ; d'autre part, à la faculté nutritive (4), dans laquelle on pourrait voir quelque rapport avec les instincts viscéraux de Cabanis.

Depuis Aristote, vous retrouverez presque toujours, dans les systèmes psychologiques, quelque faculté qui est là comme pour mémoire de la partie affective et morale de l'intelligence. Ce seront, par exemple, les deux premiers degrés de l'âme de Saint-Augustin (5), les âmes ou facultés concupicible et irascible de toute la philosophie des premiers siècles de l'église et de celle du moyen-âge (6) ; l'appétit, la volonté, l'âme sensible ou matérielle de Bacon (7) ; l'âme inférieure ou passionnée des Cartésiens (8) ; l'inquiétude, le désir qui, suivant Locke,

(1) *Ethicor. Magn*, lib. i, cap. v.—*Ethicor. ad Eudem.*, lib. v, cap. ii et iii.

(2) *Ethicor. Nicomach.*, lib. i, cap. v et vi. — Lib. x, cap. vi.

(3) *De Animâ*, lib. iii, cap. viii et x.

(4) *De Animâ*, lib. ii, cap. iii, iv.

(5) *De Animæ quantitate*.

(6) Saint-Augustin, *De Spiritu et Animâ*. — *De Animâ et ejus origine.*—Saint-Jean de Damas. *Capita Philosophica.* —*De Virtutibus et Vitiis.*—Saint-Thomas d'Aquin, *Somme Théologique.*

(7) *De Dignitate et augmentis Scientiarum*, lib. iv, cap. iii.

(8) *De Mente humanâ*, edente Louis De Laforge.

nous portent seuls à l'action (1) ; enfin le désir, la volonté de presque tous les systèmes de psychologie.

Il faut reconnaître, en outre, que ceux des psychologistes qui ont aussi écrit sur la morale, sur les affections, les passions, sur l'éducation, la législation, le gouvernement, ont donné plus d'un démenti à leurs idées en psychologie pure, et à leur théorie tout intellectuelle de la liberté et de la volonté. C'est que, pour tous ces points de philosophie pratique, il faut voir l'homme absolument tel qu'il est, ou au moins ne pas en faire une pure intelligence, exclusivement composée d'attention, de mémoire, de raisonnement ; il faut, de toute nécessité, s'adresser aux appétits, aux affections, aux passions, pour les diriger, les combattre ou les réprimer ; et c'est ce que n'ont pu manquer de faire les psychologistes qui ont aussi traité de morale appliquée.

Mais, il n'en reste pas moins vrai que, dans les systèmes proprement dits de psychologie, l'appétit, l'affection, la volonté n'avaient point obtenu la place qu'ils réclament ; que souvent même ils y étaient omis, et que, par conséquent, il n'y avait rien de complet et d'harmonique dans ces systèmes : l'intellect y envahissait tout. C'est ainsi que nous trouvons successivement, dans les divisions de la Psychologie, la sensibilité, l'entendement, la raison de Platon ; la sensation, la mémoire, l'imagination, l'entendement passif et l'entendement actif d'Aristote ; la sensibilité, l'imagination, le jugement, la raison, l'esprit de Saint-Augustin, de Saint-Jean Damascène,

(1) *Essai philosophique*, liv. ii, chap. xxi.

d'Averrhoës, etc..... L'appétit, la volonté, la sensibilité, la mémoire, l'imagination, la raison, l'intellect
de Bacon; la perception, la mémoire, l'imagination,
la raison, la volonté de Descartes ; la sensation, l'i-
magination, la mémoire, le raisonnement de Hobbes;
la perception, la rétention, la distinction, le jugement, la raison de Locke ; la sensation, la perception, l'attention, la mémoire, l'imagination, la réflexion de Ch. Bonnet ; la sensation, la perception,
l'attention, l'imagination, la mémoire, la réflexion, la
comparaison, le jugement, le raisonnement de Condillac ; la sensation, le jugement, la mémoire de M. de
Tracy ; l'attention, la comparaison, le jugement de
M. Laromiguière ; et une foule d'autres divisions,
soit anciennes, soit modernes, qui rentrent toutes
dans le petit nombre de celles que je viens de
citer.

Dans tous ces systèmes, dont quelques-uns sont
tout récens, et sont venus après des travaux bien autrement complets dont je parlerai tout à l'heure ; on
voit qu'il n'a été tenu compte que de la partie purement intellectuelle de la pensée, et que tout le reste,
appétits, penchans, affections, passions, toute la
partie affective, en un mot, quelquefois, il est vrai,
représentée par la volonté, a toujours été plus ou
moins entièrement omise. Aussi, le moindre défaut
de ces systèmes, c'est d'être incomplets, de ne représenter qu'une moitié des choses ; et leurs conséquences pratiques, si elles ne leur sont pas contradictoires, sont nulles de toute nécessité.

§ II.

La compréhension de la psychologie n'est devenue complète, tous les élémens n'en ont été embrassés que lorsque les psychologistes se sont avisés que les affections et les passions, les vertus et les vices, dont traitent les ouvrages de morale sont des faits de premier ordre qui demandent, pour leur explication et leur ralliement, des pouvoirs ou des facultés également primitives; lorsqu'en un mot les livres de facultés de l'entendement humain ont contenu, à la fois, et en regard les uns des autres, les faits moraux et les faits intellectuels, les facultés morales ou principes d'action, et les facultés intellectuelles ou principes de pensée pure ou indifférente à l'action. Cette période décisive pour la vérité de la psychologie, après avoir été préparée par Huarte, Bacon, Shaftesbury, me paraît n'avoir réellement commencé qu'avec Hutcheson. A partir de là, elle n'avait plus besoin que de développemens, de rectifications, d'additions, et c'est là la tâche que se sont imposée Reid et D. Steward. Gall n'est venu qu'ensuite, et je dirai, quand il en sera tems, ce qu'il a fait de plus qu'eux.

I.

Hutcheson, dans son ouvrage sur la philosophie morale (1), après avoir glissé rapidement, comme sur une chose faite, sur les facultés de l'entende-ment, qu'il rapporte à deux chefs généraux plutôt qu'à deux facultés distinctes, la sensation et la ré-flexion, se hâte d'arriver à la volonté, qu'il s'agissait d'élever au niveau de l'entendement et de diviser en toutes ses branches ou facultés distinctes. Aussi, pour Hutcheson, n'est-ce plus cette volonté abs-traite, synthétique et toute libre des écoles; mais c'est le côté actif, le côté affectif, passionné, in-dustrieux, artiste et moral de l'intelligence, l'essence, en un mot, et le fonds de la nature humaine.

Cette partie fondamentale et active de la pensée comprend, d'une part, des pouvoirs ou des sens en quelque sorte intellectuels, que Hutcheson appelle aussi les mouvemens calmes de la volonté, tels que le besoin d'activité, les sens de l'imitation, de la cu-riosité, de la beauté, de l'harmonie, du dessin, enfin le goût pour la grandeur et la nouveauté dont il avait déjà traité dans ses recherches sur les idées de la beauté et de la vertu; elle comprend, d'autre part et surtout, des facultés affectives ou morales, que Hut-cheson nomme des mouvemens, des sens passionnés, ou plus brièvement des passions, des affections, les

(1) *A System of Moral philosophy*, 2 vol. in-4°. Lon-don, 1755.

quelles sont, ou intéressées, ou malveillantes, ou bienfaisantes.

Les *affections intéressées* sont : la faim, la soif, le plaisir sexuel, la convoitise, l'amour des richesses, celui de la puissance, celui de la réputation. Les *affections malveillantes* sont : l'envie, l'indignation, la colère, qui peuvent, dans certains cas, tenir aussi des affections *bienfaisantes*. Ces dernières sont : l'amour conjugal et paternel, la bienfaisance, la pitié, la sociabilité, le penchant à la vénération, d'où la religion naturelle, et enfin *le sens moral*, déjà établi par Shaftesbury, qui comprend les sentimens secondaires de l'approbation, de la décence, de la dignité, le sentiment surtout de la bienveillance universelle, et qui est appelé à gouverner les autres facultés.

J'ai dit que l'apparition de l'ouvrage de Hutcheson, ou de tout autre qui aurait eu avant lui les mêmes idées, marque, pour ainsi dire, une ère nouvelle en psychologie, ère préparée du reste par l'assentiment plus ou moins explicite de la plupart des philosophes, et spécialement par les travaux de Shaftesbury son prédécesseur, et l'analyse que je viens de faire du système du professeur de Glascow ne doit laisser aucun doute à cet égard.

On voit d'abord que Hutcheson transporte dans la psychologie, comme sens ou facultés fondamentales, d'une part, des aptitudes calmes, intellectuelles, mais actives, mais artistes, les sens de l'imitation, de la beauté, du dessin, de la musique, c'est-à-dire, en définitive, les talens, le goût du langage ordinaire, d'autre part, les impulsions appétitives, instinctives ; les affections, les passions, les vertus, les vices, de-

puis le besoin d'activité et la faim jusqu'au sens moral ou sens de la justice et de la bienveillance universelle. C'est là, bien évidemment, la promulgation
d'un principe nouveau en psychologie, l'activité, l'impulsion, soit intellectuelle soit surtout appétitive et
morale, donnée comme caractère essentiel de la faculté. Et ce sont bien des facultés que ces sens de
Hutcheson, des facultés dont il proclame à toute
page, à toute ligne, l'innéité, la cécité, le désintéressement de tout autre motif d'action que leur activité
même ; à tel point qu'il ne veut pas même que le
sens moral agisse par suite du plaisir seul qu'il aurait
à agir ; ce qui est une exagération par trop forte, qui
prouve seulement toute la bonté d'âme de Hutcheson.
On remarquera enfin que son système est beaucoup
plus qu'une ébauche d'un système des facultés impulsives, puisqu'il comprend tout ce que doit comprendre une pareille systématisation, c'est-à-dire,
des aptitudes industrielles ou intellectuelles, des appétits, des affections, des passions, des vertus, des
vices; et, bien qu'il ne soit, à cet égard, ni complet,
ni harmonique, ni absolument analytique, il n'offre
pas un très-grand nombre d'omissions, et Hutcheson
lui-même ne lui croyait pas un plus grand caractère
de perfection. Je ne veux, du reste, entrer dans aucune discussion à ce sujet, parce que ce serait anti-
ciper sur ce que je dirai des systèmes de Reid et de
D. Stewart, qui n'ont véritablement fait que développer, rectifier Hutcheson, et quelquefois pourtant y
ajouter, et que, plus tard, j'aurai en outre à faire
remarquer les points de ressemblance ou d'identité
qu'offre, avec la phrénologie cette première ébauche
d'un véritable système de psychologie susceptible
d'applications.   9.

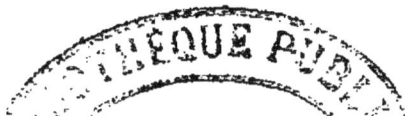

Hume, qui était presque contemporain de Hutcheson et qui, de plus, appartenait au même pays, sinon
à la même école de philosophie, a pourtant moins fait
que lui pour l'harmonie et la vérité du système de
la psychologie. Tel, du reste, n'était point son but,
qui était plutôt de détruire que d'édifier; et, dans
ce qu'il a écrit sur l'entendement, sur les passions,
sur les principes de la morale, il ne faut pas chercher de système sur les facultés de l'âme de la part
d'un homme pour lequel la puissance, la faculté,
l'âme n'étaient que des mots, et qui s'attachait
plutôt à montrer le néant de tous les systèmes, qu'à
en fonder aucun.

Pour ce qui est de l'entendement, Hume ne pouvait
certainement pas nier que nous ne fussions doués
d'attention, de mémoire, d'imagination, de jugement. Mais ce qu'il s'attachait à montrer, c'était ce
que sont, ou plutôt ce que ne sont pas ces facultés,
et surtout leurs actes, leurs produits, c'est-à-dire les
idées et leurs rapports de toute sorte : la croyance,
l'habitude, la causalité, la succession, la nécessité.
Et, bien qu'il rendît, pour ainsi dire, impossible
l'établissement d'un système de psychologie, en niant
que nous ayons l'idée de puissance, c'est-à-dire de
faculté, et en soutenant qu'il ne faut pas remonter
jusque-là, il est pourtant bien positif qu'il a admis non-
seulement en principes, mais même dans leurs applications, les vues de Hutcheson sur les facultés
affectives, ainsi qu'il résulte des nombreux passages
que j'ai eu occasion de citer de lui sur l'innéité des
facultés. Seulement, dans ses idées d'utilité et de
nécessité appliquées à la morale, il a souvent mis
l'intérêt là où Hutcheson avait vu la bienveillance;

et, s'il fait de la bienfaisance et des vertus qui y sont relatives des sentimens naturels et désintéressés, il regarde, comme je l'ai fait voir, la justice, le sens du devoir de Hutcheson comme un sentiment factice que la société a développé, et dont l'utilité publique est la véritable règle. Aussi me semble-t-il que ce n'est pas sans se contredire que Hume, après avoir admis des appétits naturels, tels que ceux de la faim et de la soif, des affections intéressées, telles que l'amour de la réputation, du pouvoir; des affections malfaisantes, telles que la colère, la vengeance, la haine; après avoir dit que le véritable caractère des vertus sociales et de la bienveillance qui les comprend toutes est l'utilité pour le prochain, admet néanmoins des affections naturelles, bienfaisantes, telles que la bienveillance et la générosité, des sentimens innés, tels que l'amour, l'amitié, la compassion, la reconnaissance, qui sont tout à fait désintéressés et ont été rapportés à tort à l'amour de soi et à l'hypocrisie. Ici, il me semble, l'instinct naturel de Hume l'emportait sur ses opinions acquises, et l'entraînait à des contradictions qui ne peuvent que faire honneur à son caractère.

En 1762, douze ans après la mort de Hutcheson, Reimarus, professeur de philosophie à Hambourg, publia, sur *l'instinct des animaux*, des *observations* (1) qui furent accueillies avec une faveur méritée, et dans lesquelles la doctrine de l'innéité et

---

(1) Reimarus, *Observations physiques et morales sur l'instinct des animaux, sur leur industrie et leurs mœurs*, traduction française, 2 vol. in-12, 1770.

de la détermination des facultés, surtout dans ce
qui a rapport aux bêtes, était démontrée d'une manière victorieuse, soit par les faits, soit par le raisonnement. Les instincts, disait Reimarus, ne con-
sistent pas en une adresse acquise au moyen de
l'expérience, de la raison, et même du moindre
degré de raison; mais ces adresses innées des animaux sont les produits de leurs forces naturelles
déterminées (1). C'est une perception confuse et
intérieure, et la représentation d'une tendance
aveugle de leur nature, qui portent les animaux à
exécuter certaines actions, sans se proposer aucun
but, et sans connaître le rapport des moyens qui les
y conduisent (2).

Le professeur de Hambourg distinguait, dans les
animaux, trois espèces d'instincts : 1° les *instincts
mécaniques* qui comprennent l'ensemble des fonctions sans sentiment ; 2° les *instincts représentatifs*,
qui ne sont autre chose que la perception ou l'intellect proprement dit des animaux, *agissant toujours au présent* même pour la représentation du
passé, et pour *l'attente des événemens semblables*;
3° enfin, les *instincts spontanés* ou *volontaires*, ou
instincts proprement dits, que Reimarus divisait en
instincts de *passion* communs aux bêtes et à l'homme
et en *instincts industrieux* qui comprennent tous
les différens genres d'industrie des animaux, et dont
il faisait dix classes, suivant le genre de besoins qu'ils
sont destinés à satisfaire, les croyant exclusivement

---

(1) Préface, p. xii.
(2) T. i, p. 92.

propres aux animaux, et ne leur comparant, chez
l'homme, que certaines dispositions instinctives des
nouveau-nés. Après avoir ainsi donné à l'homme,
comme aux brutes, des instincts ou facultés mécaniques, des facultés affectives ou des passions, et
quelques instincts proprement dits, Reimarus reconnaissait enfin en lui des facultés intellectuelles distinctes et également innées, correspondant aux instincts représentatifs des animaux, et qui étaient, par
exemple, l'imagination et la raison.

Cet aperçu d'un système de psychologie est bien
loin, comme on le voit, d'équivaloir, pour la compréhension, à celui du professeur de Glascow. Reimarus, il est vrai, dans son ouvrage, ne traite
qu'accidentellement et par comparaison, des facultés
affectives et intellectuelles de l'homme, mais il n'en
est pas moins évident qu'il n'a pas, à cet égard, des
idées aussi arrêtées, et surtout aussi vraies que sur
la psychologie des animaux. Il pense que les facultés
intellectuelles de l'homme sont loin d'être aussi déterminées que celles de ces derniers, et, au lieu
d'admettre en lui des aptitudes intellectuelles, des
talens innés et correspondant aux instincts industrieux des animaux, il voit, dans la raison humaine,
un *seul organe industrieux, universel* qui, stimulé
par les besoins, donne naissance, à volonté, à toutes les sciences et à tous les arts (1). En vain avoue-
t-il qu'on rencontre souvent, dans certaines personnes, plus de capacité, de disposition, d'inclination
pour un certain art, une certaine science, pour la

(1) Tome II, p. 186.

musique, la mécanique, la peinture, les langues,
la géométrie (1). Ces faits ne l'éclairent point ; car
il ajoute presque immédiatement que « les forces de
notre âme ne sont pas, pour cela, plus exactement
déterminées à nous faire accomplir avec habileté les
opérations d'aucun art. » « Quant aux vices, ce
sont, dit-il, les illusions, les charmes trompeurs
des sens qui leur donnent naissance ; » et en fait de
vertus, je trouve qu'il n'admet, d'une manière un
peu explicite, comme sentimens naturels, que la
justice, la bienfaisance et le désir de la perfection,
qui se lie à celui d'une autre vie. Reimarus, comme
je le disais, reste donc bien loin de Hutcheson et
même de Hume, pour la manière d'envisager les facultés morales et intellectuelles de l'homme ; et cela
tient sans doute à ce qu'il avait étudié ce dernier
d'une façon moins pratique et plus philosophique
qu'il n'avait fait des animaux.

II.

J'arrive ainsi, par degrés, à un système de psychologie qui l'emporte de beaucoup sur ceux qui l'ont
précédé, et sur la plupart même de ceux qui l'ont
suivi ; 1° parce qu'il n'a négligé aucun des ordres de
faits qui composent le domaine de la psychologie ; 2° parce qu'il les a groupés sous les titres de facultés dont il s'est attaché à démontrer l'innéité et
l'activité spéciale ; 3° parce que ces facultés ne sont

_____

(1) Tome ii, p. 189.

pas seulement des notions trop abstraites et trop générales d'un certain nombre d'ordres ou de faits de
l'intelligence, mais qu'elles représentent, au contraire, des séries de ces faits que l'auteur de ce système croit réellement spécifiques, ce qu'en effet on
ne peut nier d'un grand nombre d'entr'elles ; 4° enfin, parce que les facultés actives et morales de ce
système ont été aussi longuement étudiées, aussi soi-
gneusement divisées que les facultés purement intellectuelles, et que non-seulement elles y sont placées
sur la même ligne, mais qu'elles y sont mises dans
un rang plus élevé, et que leur antériorité de développement et d'entrée en exercice y est signalée
aussi d'une manière formelle : car Dieu, dit l'auteur,
a voulu que nous fussions des êtres actifs, et non
point de pures intelligences (1). Le système de
psychologie dont je veux parler, et à l'examen duquel je vais me livrer, est celui de Reid, l'auteur de
la philosophie du *sens commun*, et que l'on considère ordinairement comme le chef de l'école Ecos-
saise, quoique ce titre appartienne plus légitime-
ment, ce me semble, à Hutcheson.

D'abord, pour ce qui est de la notion de puissance et par conséquent de faculté, Reid soutient
contre Hume, que nous l'avons, que nous ne pouvons pas ne pas l'avoir ; et, à cet égard, il partage à
peu près les idées de Locke, si ce n'est que dans
cette notion, il fait entrer de la mémoire et du raisonnement, tandis que Locke n'y voyait que de la

(1) Th. Reid, *OEuvres complètes*, publiées par M. Jouffroy, 1829, t. VI, p. 315.

réflexion. La puissance ou la faculté, pour Reid, a donc une existence bien réelle, quoiqu'il soit impossible de la détacher du sujet dans lequel elle existe, et dont elle est une qualité.

Les facultés mentales de l'homme, suivant Reid, sont ou purement intellectuelles, ou actives. Les premières sont du ressort de l'entendement ; les secondes, qui forment surtout l'essence de l'homme, et qui ne le distinguent pas moins des animaux que ses facultés intellectuelles, sont du ressort de la volonté, ou plutôt sont comprises sous ce titre général.

Les facultés intellectuelles pures sont : les facultés des sens, dont le titre générique est la *perception ;* la *conscience* de nos actes ou de nos états intellectuels ; la *mémoire*, la *conception* ou *appréhension*, qu'il eût été mieux peut-être de nommer, comme tout le monde, imagination ; ce sont l'*abstraction*, le *jugement* et le *raisonnement*, et enfin le *goût*, dont les trois objets sont la nouveauté, la grandeur et la beauté.

Si cette division des facultés intellectuelles proprement dites, sur laquelle je n'insiste pas davantage maintenant parce qu'il me faudra y revenir plus tard, si cette division pêche, ce n'est pas par défaut, et Reid lui-même a bien senti, non-seulement que la plupart des facultés intellectuelles, quelle que soit du reste la nécessité de leur distinction, se supposent les unes les autres, mais encore que plusieurs d'entr'elles, le jugement et le raisonnement par exemple, rentrent l'une dans l'autre, et ne sont, pour ainsi dire, que des degrés de la même faculté ; ce qui signifie que les faits qu'elles représentent non-seulement sont du même genre, mais sont de la même espèce.

La partie la plus remarquable sans contredit du système de Reid, et en même temps la plus neuve, malgré les travaux antérieurs de Shaftesbury, de Hume et surtout de Hutcheson, c'est celle qui traite des facultés actives de l'homme ou de ses principes d'action, et de la volonté qui est comme leur résultante. « C'est par l'étude de ces principes d'action, dit Reid, que nous pouvons découvrir le but de la vie et le rôle qui nous est assigné sur le théâtre du monde. Nulle autre partie de notre constitution n'est plus digne de notre contemplation, et ne parle plus haut de la sagesse et de la providence du créateur. Nulle autre ne nous révèle plus clairement ses intentions, et ne nous enseigne mieux ce qu'il a voulu que nous fissions de la puissance qu'il nous a concédée (1). »

Il y a, suivant Reid, trois classes de principes d'action, ou de facultés actives; les principes mécaniques, les principes animaux, et les principes rationnels d'action. Les deux premières classes nous sont communes avec les animaux : la dernière classe nous appartient en propre.

1. Les *Principes mécaniques d'action* se divisent en deux genres, les instincts et les habitudes.

« Par *Instinct*, dit Reid, j'entends une impulsion naturelle et aveugle qui nous porte à certaines actions sans que nous ayons de but devant les yeux, sans délibération, et très-souvent sans aucune idée de ce que nous faisons (2). »

Les *Instincts* auxquels Reid rapporte l'acte ou

---

(1) Tome VI, p. 4.
(2) Tome VI, p. 9.

la faculté respiratoire, la succion du mamelon, la déglutition, la joie que témoigne l'enfant nouveau-né à l'aspect d'une figure riante, sa crainte d'une physionomie sévère, les moyens d'attaque et de défense des animaux, la construction de leurs nids et leurs différentes autres espèces d'industrie ; ces *instincts*, dis-je, Reid les divise en trois classes : 1° l'*alimentation*, d'où ressortissent les mouvemens musculaires des membres qui y sont relatifs ; 2° la *respiration*, qui comprend certains mouvemens de la face ; 3° *les mouvemens* de la *station* et de la *progression*, ceux surtout au moyen desquels nous rétablissons brusquement l'*équilibre*, lorsqu'il est sur le point de se rompre, et ceux par lesquels nous fermons vivement les paupières, quand les yeux sont menacés. Il y a encore *deux dispositions naturelles* que Reid regarde comme *mécaniques*, ou au moins comme instinctives, l'*imitation* et la *croyance*, et il est presque porté à voir dans les animaux quelque chose d'approchant de cette dernière.

L'*Habitude* diffère de l'instinct non dans sa nature mais dans son origine, l'instinct étant naturel et l'habitude acquise. Mais tous les deux agissent indépendamment de notre volonté, de notre intention, de notre pensée, et peuvent, à cause de cela, être appelés principes mécaniques. L'habitude donne non-seulement de la facilité, mais de l'inclination, du penchant à agir, et c'est ainsi qu'elle devient un principe d'action. Le *langage articulé*, l'*art oratoire*, etc..., sont des fruits bien merveilleux de l'habitude (1).

_____

(1) Tome VI, p. 28.

II. Les *Principes animaux d'action* sont ou des appétits, ou des *désirs*, ou des *affections*. Leur nom indique qu'ils nous sont communs, pour la plupart, avec les animaux, et qu'ils forment, pour ainsi dire le fonds de notre nature animale.

Les *Appétits* sont des principes d'action qui agissent sur notre volonté, mais qui ne supposent aucun exercice soit du jugement, soit de la raison. Nous partageons la plupart d'entr'eux avec les animaux. Chaque appétit est accompagné d'une sensation désagréable qui lui est propre, qui est plus ou moins vive suivant l'intensité du désir que l'objet nous inspire, et qui ne vient qu'après cette sensation. Les appétits ne sont pas constans, mais périodiques ; ils sont apaisés, pour un certain temps, par leurs objets, et renaissent après des intervalles déterminés. Considérés en eux-mêmes, ils ne sont ni des principes de sociabilité, ni des principes d'égoïsme. Les plus remarquables des appétits, dans l'homme ainsi que dans la plupart des animaux, sont la faim, la soif et l'appétit du sexe. A ces principes d'action peuvent se rapporter, dans l'homme, un principe d'activité ou de mouvement, qui est surtout remarquable dans les enfans : enfin, des appétits factices, tels que les appétits pour le tabac, l'opium et les liqueurs enivrantes.

Les *Désirs* ne sont pas, comme les appétits, accompagnés d'une sensation désagréable ; ils sont, au contraire, excités par une sensation agréable, particulière à chacun d'eux. Ils ne sont pas non plus périodiques, mais constans. Ce sont : le *désir du pouvoir*, le *désir de l'estime*, le *désir de la connaissance*. Les animaux les partagent, jusqu'à un certain point, avec nous. Ces trois principes d'action ont un but à eux, indépendant de toute vue accessoire d'utilité. Renfermés dans de justes limites, ils sont amis de la vraie vertu et la rendent plus facile. S'ils ne font pas, à eux seuls, l'état social, ils l'impliquent. Il y a des désirs factices, résultat de cet état lui-même, par exemple, le désir de l'argent.

Les *Affections*, placées dans l'échelle psychologique plus haut que les désirs, comme ceux-ci plus haut que les appétits, les affections sont bienveillantes ou malveillantes.

Les *Affections bienveillantes* ne rentrent pas plus dans l'égoïsme que la faim et la soif, et sont tout aussi indispensables à la conservation de l'espèce humaine. Elles n'ont pour objet que le bien de la personne envers laquelle elles s'exercent; ce sont : 1° l'*affection des parens* pour les enfans, celle des enfans pour leurs parens, et autres *affections de famille*. Les animaux, leurs femelles surtout, ont, à un haut degré, l'amour de leurs petits, et l'instinct maternel dans l'espèce humaine est surtout le type de ces affections de famille, auxquels les gouvernemens civils doivent leur origine; 2° la *reconnaissance* envers les bienfaiteurs, que les animaux partagent, mais de fort loin, avec l'homme; 3° la *pitié* envers les malheureux; 4° l'*estime* pour la sagesse et la bonté. Le respect, la vénération, la dévotion sont autant de nuances de cette affection, dont l'objet le plus élevé est la puissance et la bonté infinie qui n'appartiennent qu'au tout-puissant. Cette affection paraît exister, jusqu'à un certain point, dans quelques animaux; 5°, l'*amitié*; 6° l'*amour*, qui est un des élémens les plus importans de la constitution humaine; 7° l'*esprit public*, affection tellement naturelle que, s'il existait un homme qui lui fût tout à fait étranger, cet homme serait un monstre, tout aussi extraordinaire que les enfans qui naissent avec deux têtes (1).

Reid termine cette énumération des affections bienveillantes par ce passage remarquable qui peint le caractère de son esprit, et que je cite, surtout parce qu'il exprime ce qu'il faut penser du degré de vérité de toutes les divisions psychologiques. « Si l'on jugeait qu'il manque quelque chose à cette énumération et que la nature nous a donné des affections bienveillantes qui ne rentrent dans aucune de celles que j'ai nommées, je serais loin de repousser cette critique. Je suis persuadé que de semblables énumérations sont presque toujours incomplètes. Si l'on croyait, au contraire, que toutes les affections que j'ai nommées, ou seulement quelques-unes, dérivent ou de l'éducation, ou de l'habitude, ou d'associations d'idées fondées sur l'amour de soi, et qu'en conséquence elles ne sont pas des élémens primitifs de notre constitution, je dirais que c'est un point sur lequel se sont élevées de subtiles disputes dans les temps anciens et modernes, et qu'un peu de réflexion sur ce qui se passe en nous-mêmes me paraît plus propre à éclaircir, que toutes les observations que nous pourrions faire sur autrui (2) ».

« Les *Affections malveillantes*, dit Reid, ne nous ont été données par Dieu que pour de bonnes fins, et elles ne produisent que de bons effets quand elles

---

(1) Tome VI, p. 71.
(3) Tome VI, p. 73.

sont bien réglées et bien dirigées; mais, comme leur
excès est très-commun, et qu'il est la source et le
ressort secret de toute malveillance, on peut, je crois,
les appeler malveillantes. Si l'on pensait pourtant
qu'elles méritent un nom moins sévère. c'est une opinion que je serais loin de contester (1) ».

Ces affections sont : 1° l'*émulation* d'où naît l'*envie*, et qui a une tendance manifeste au perfectionnement de l'espèce, on en découvre des traces chez
les animaux; 2° le *ressentiment* ou la *colère*, qui a
pour but la *défense de soi-même* et la *vengeance*. Dans
le premier cas, le *ressentiment* est subit et *animal*;
dans le second il est *réfléchi*, et alors l'idée de justice y entre ordinairement.

A la suite des affections, Reid traite de la *passion*,
de *la disposition*, de *l'opinion*.

La *Passion*, pour lui, n'est point ce qu'elle est
pour les moralistes ou les idéologistes ordinaires, une
sorte d'accident dans notre économie morale, et il
n'en a point fait non plus un principe ou un ordre
de principes d'action. La passion, suivant Reid, n'est
que l'exagération, la violence, un mode, un degré
d'action, en un mot, des désirs et des affections,
et « les appétits eux-mêmes peuvent s'enflammer jusqu'à la passion, jusqu'à la rage, quoiqu'on ne le dise
pas communément (2). » Le désir et l'aversion, l'espérance et la crainte, la joie et la tristesse ne sont
donc pour le psychologiste écossais que six modes
communs d'action des appétits, et surtout des désirs

(1) Tome VI, p. 78.
(2) Tome VI, Essai III, part. II, ch. VI.

et des affections, et ces six modes d'action peuvent être calmes aussi bien que passionnés. D'où il est facile de conclure que la passion ne nous pousse pas toujours au mal, mais qu'au contraire elle nous porte très-souvent au bien. ou aux actes que la raison approuve, et qu'en somme les passions humaines ont fait à la société plus de bien que de mal, par la part considérable qu'on peut leur attribuer dans les découvertes, et les progrès des sciences et des arts (1).

La *disposition* momentanée où l'on se trouve peut être considérée sinon comme un principe primitif, au moins comme une cause accessoire d'action. Elle repose sur l'affinité de nature des affections soit bienveillantes, soit malveillantes, tellement que l'action de l'une peut entraîner l'action de l'autre, sans que des motifs extérieurs fassent entrer cette dernière en exercice. C'est ainsi qu'on agit différemment suivant qu'on est de *bonne* ou de *mauvaise humeur*, suivant qu'on a confiance en ses propres forces, ou qu'on est dans une disposition contraire.

L'*Opinion* aussi peut influer sur les déterminations, c'est-à-dire l'opinion qui tient à des idées préconçues qui sont devenues une sorte d'habitude intellectuelle, analogue à l'habitude instinctive des principes mécaniques d'action.

III. Les *Principes rationnels d'action* sont propres à l'homme et requièrent non-seulement l'intention et la volonté, mais encore le jugement et la raison. Ces principes sont *l'intérêt bien entendu*, et le *sens du devoir.*

_____

(1) Tome vi, ch. vi, p. 103.

Le principe de l'*Intérêt bien entendu*, qui représente la prudence des moralistes, ne nous donne pas, dit Reid, l'idée du bien ou du mal, mais il nous donne celle de sagesse et de folie. Il n'est pas le sens du devoir, mais il est en harmonie complète avec lui. Ce principe ne suffirait pas aux hommes pour leur faire apprécier leur véritable intérêt. Il leur faut quelque chose de plus instinctif qui est le sens du devoir, sans lequel la vertu n'irait pas jusqu'au sublime, jusqu'à l'abnégation de soi-même (1).

Le *sens du devoir* est une faculté primitive qu'on appellera, si l'on veut, sens moral, faculté morale, conscience, et qui représente l'honneur, la justice, l'équité, la droiture, l'honnêteté, la probité, la vertu des moralistes.

Les premiers principes de la morale sont les suggestions immédiates de cette faculté, et nous avons les mêmes motifs de nous fier à ses décisions qu'à celles de nos sens et de toutes nos autres facultés naturelles (2). Comme toutes nos autres facultés, elle se développe par degrés, et sa vigueur naturelle peut être considérablement augmentée par une culture convenable (3). C'est une faculté particulière à l'homme, et on n'en aperçoit aucune trace dans les animaux.

Toutes les facultés soit intellectuelles, soit actives, admises par Reid, et dont je viens de faire le tableau, ont été déterminées et classées par lui à leur *summum*

---

(1) T. vi. Essai iii, part. iii, ch. iv.
(2) T. vi, p. 160.
(3) T. vi, p. 169.

de développement. Mais , pour bien apprécier leur
nature et leurs rapports de tout genre , il n'a pas
manqué de les étudier à leur apparition et pendant
tout le cours de leur accroissement. Toutes les facultés humaines, dit-il , ont leur enfance et leur maturité (1), et c'est là une vérité qu'il ne cesse de
reproduire et de démontrer. Il compare le développement successif des facultés de l'homme non-
seulement à ce même développement dans la série
des âges , et dans celle des espèces animales , mais
encore au développement successif des diverses parties d'un végétal (2). Les facultés que nous partageons
avec les brutes paraissent, dit-il, plutôt que la raison.
Nous sommes des animaux sans raison et pourtant
volontaires long-temps avant de mériter le nom d'a-
nimaux raisonnables ; la raison et la vertu, ces
prérogatives de l'homme, ne se montrent en lui que
fort tard (3). Mais , quand tout le développement
intellectuel de l'homme est terminé , l'influence des
circonstances extérieures, l'éducation, l'instruction,
l'exemple, la pratique , le genre de société ne sauraient faire naître en nous de nouvelles facultés ;
nous n'en aurons jamais d'autres que celles que Dieu
nous a données (4).

Mais ce n'était pas tout d'avoir marqué le développement successif des diverses facultés actives de
l'homme, et les rapports primitifs que ce dévelop-

---

(1) T., vi, p. 169.
(2) T. vi, p. 169.
(3) T. vi, p. 51.
(4) T. vi, p. 170.

pement établit entr'elles , il fallait encore établir les rapports d'action instantanée des facultés actives avec les facultés intellectuelles , en un mot , donner un commencement de vie au système, et voici comment Reid s'exprime à cet égard. « Les facultés de l'entendement et de la volonté se distinguent facilement dans l'esprit; mais il arrive très-rarement, si même jamais il arrive, qu'elles soient divisées dans l'action. Dans presque toutes les opérations de l'esprit qui ont un nom dans la langue, et peut-être même dans toutes, les deux ordres des facultés interviennent, et nous sommes à la fois intelligens et actifs (1). » Aussi, pour Reid, *l'attention*, *la délibération*, *le dessein* sont-ils des opérations, des modes d'action de la volonté, c'est-à-dire des facultés actives. Tout ce qui nous remue, dit-il, les passions, les affections, les désirs, attire l'attention, et souvent plus qu'on ne voudrait (2). Cette manière de considérer l'attention me paraît être, en psychologie, un point de vue nouveau et important. C'est l'entendement considéré, jusqu'à un certain point, comme un mode d'action de la volonté.

Reid a fait des applications de sa doctrine à la plupart des questions de philosophie pratique, et spécialement à celle de la liberté, et , à cet égard, il est resté, ce me semble , trop philosophe et n'a pas été assez physiologiste. Il a vu les hommes , ce qu'il faudrait qu'ils fussent, ce qu'il faut leur crier de devenir, ce que peut-être ils deviendront, il est

---

(1) T. v, p. 399.
(2) T. v, p. 402.

consolant au moins de le penser avec Reid, Herder et d'autres esprits de cette trempe, mais non pas ce qu'ils sont maintenant. Du reste, sa doctrine elle-même donne les moyens de rectifier ce qu'il peut y avoir, à cet égard, d'inexact, ou de trop absolu dans ses idées, et il me paraît qu'il a douté quelquefois que cette liberté fût aussi grande qu'il le prétend. « Jusqu'à quel point, dit-il, les animaux sont-ils libres, et jusqu'à quel point le sommes-nous nous-mêmes avant l'âge de raison? » Je remarque qu'il y a là un cercle vicieux manifeste; car c'est précisément le degré de liberté des actions qui est la mesure de la raison; substituez donc, dans cette phrase, au mot de raison, celui de liberté, et la pétition de principe deviendra flagrante. Et quand vous voudriez laisser le mot de raison, je demanderais à Reid à quel âge vient la raison, si elle vient à la même époque chez tous les hommes; s'il n'en est pas beaucoup chez lesquels elle n'arrive jamais, où chez lesquels, au moins, on a peine à la reconnaître sous le masque d'appétit et de passion qu'elle garde toute sa vie? Du reste, Reid lui-même a si bien senti la difficulté, qu'après avoir dit encore : Quelle est la nature, ou le degré de cette liberté? il ajoute immédiatement : « que ce sont là des questions qu'il se sent incapable de résoudre (1). »

Avant de revenir sur le système de Reid, pour en examiner la compréhension, le degré d'originalité, de vérité, la valeur, en un mot, relativement aux travaux du même genre qui ont précédé, et dans

(1) Tome vi, Essai iv, chap. i. n. 186.

l'attente de ce qui suivra, je vais faire une analyse rapide du système de psychologie de D. Stewart, le successeur de Reid, système qui, envisagé du point de vue de cet ouvrage, n'est vraiment que la copie de celui du chef de l'école écossaise (1).

Comme Reid, D. Stewart divise les facultés mentales en deux classes, les facultés intellectuelles proprement dites, et les facultés actives ou morales.

Les premières sont : 1° La conscience qu'a l'esprit de ses actes ; 2° la perception externe et ses diverses espèces; 3° l'attention; 4° la conception; 5° l'abstraction; 6° l'association des idées, 7° la mémoire ; 8° l'imagination; 9° le jugement et le raisonnement.

Il y a, en outre, des facultés développées par l'état social, telles que le goût, le génie poétique, musical, mathématique, et toutes les différentes habitudes ou aptitudes intellectuelles, et enfin des facultés auxiliaires, la faculté du langage et celle de l'imitation.

D. Stewart, comme Reid, sent bien que plusieurs de ces facultés rentrent l'une dans l'autre, ou se supposent l'une l'autre. Ainsi la conception, suivant lui, tient à la mémoire et à l'imagination, et cette dernière n'est pas simple; elle comprend un peu de conception, d'abstraction, de jugement, de raisonnement et de goût. Ainsi, le jugement et le raisonnement eux-mêmes se confondent entre eux, et même avec l'intuition, qui est une espèce de jugement instinctif ou plutôt instantané.

---

(1) Dugald Stewart, *Esquisses de Philosophie morale*, quatrième édition, traduite par Th. Jouffroy, 1826.

Je ferai observer, en outre, que D. Stewart place, parmi les facultés intellectuelles, l'attention, dont Reid avait fait un mode d'action des facultés actives ; ensuite, qu'outre la conception, il reconnaît comme faculté, l'imagination, confondue par Reid avec la première ; qu'il place parmi les facultés intellectuelles auxiliaires, l'imitation que ce dernier considérait comme un instinct ; enfin, qu'il reconnaît une faculté que Reid n'avait pas admise, au moins comme telle, l'association des idées, dont avaient déjà traité Locke, Hutcheson, Hume, Hartley, et sur laquelle il me faudra revenir plus tard.

Pour ce qui est du second ordre des facultés, les facultés actives, je remarque, avant tout, que D. Stewart ne les fait point commencer aux principes mécaniques d'action de Reid, les instincts, les habitudes. Il ne descend que jusqu'aux appétits ; mais à partir de là, tout, dans son ouvrage, est pris de Reid, à quelques différences près, qu'il est à peine nécessaire de signaler.

Les *appétits* sont ceux de la faim, de la soif et du sexe. Ils sont corporels, périodiques, accompagnés d'une sensation désagréable, communs à l'homme et aux bêtes. Les *appétits factices* sont aussi ceux que reconnaît Reid.

Les *désirs* ne viennent point du corps, et sont constans ; ce sont : 1° le désir de connaissance ou principes de curiosité ; 2° le désir de société, le désir d'estime, 3° le désir du pouvoir ou principe d'ambition ; 4° le désir de supériorité ou principe d'émulation. Au désir du pouvoir se rattachent le sentiment de notre supériorité intellectuelle, le désir de la propriété, l'avarice, l'amour de la liberté,

11

l'orgueil de la vertu. Il y a aussi des *désirs artificiels*.

Les *affections bienveillantes* sont l'amour paternel
et filial, et les autres affections de parenté; l'amitié,
l'amour, le patriotisme, la philanthropie, la reconnaissance, la pitié. Les *affections malveillantes* sont
la haine, la jalousie, l'envie, la vengeance, la misan-
thropie, ayant probablement leur tige dans un seul
sentiment *inné*, le ressentiment qui, comme dans
Reid, est instinctif ou délibéré.

Enfin l'*amour de soi* représente *l'intérêt bien entendu* de Reid, de la *faculté morale* son *sens du
devoir*, avec les mêmes raisons, les mêmes développemens, les mêmes corollaires pratiques ; et tout
y est tellement bien le même, que D. Stewart dit,
à propos des affections bienveillantes : « Nous ne
prétendons pas que les affections bienveillantes que
nous venons de nommer soient toutes des principes
primitifs, ou des faits irréductibles de notre constitution. Il est très-probable, au contraire, que plusieurs de ces affections rentrent dans un même
principe, qui se modifie diversement suivant les
circonstances dans lesquelles il agit. Quoi qu'il en
soit, et malgré l'importance qu'on a quelquefois at-
tachée à ce problème, ce n'est là qu'une question
d'arrangement (1); » passage qui n'est que l'abré-
viation de l'opinion de Reid que j'ai citée.

Je reviens, ainsi que je l'ai promis, sur le système
de ce dernier, pour en peser la valeur et pour examiner ce qu'il a fait des travaux antérieurs semblables

---

(1) Ouvrage cité, p. 70.

c'est-à-dire de ceux de Hutcheson et ce que des travaux postérieurs auraient pu faire des siens.

J'ai déjà dit que la doctrine de Hutcheson offrait, non pas seulement l'esprit et le germe de celle de Reid, mais encore toutes les bases de ses divisions, une partie de leurs développemens, de leurs déductions pratiques, et même le plus grand nombre des sens internes ou des facultés admises par ce philosophe. J'ai ajouté que Hutcheson avait insisté, autant et plus que lui, sur l'innéité de ces facultés, et sur leur caractère de désintéressement ou d'indifférence pour tout ce qui n'est pas leur objet, ou plutôt leur exercice spécial. J'entre dans quelques détails à cet égard.

Les sentimens calmes de Hutcheson, ses sens de la beauté, de l'harmonie, du dessin, de la grandeur et de la nouveauté, représentent, dans la partie intellectuelle du système de Reid, la faculté du goût et son triple objet, et cette oreille musicale interne dont il parle dans un passage que je rapporterai ailleurs (1).

Le principe d'activité du professeur de Glascow, ses sens de la faim, de la soif, du plaisir sexuel, ses principes d'imitation et d'habitude correspondent, de la manière la plus exacte, aux principes ou facultés de même nom de Reid. Le principe de curiosité de Hutcheson, son sens de la convoitise, son amour de la richesse, de la puissance, de l'approbation, de

_____

(1) Th. Reid, *Recherches sur l'Entend. humain, d'après les Principes du sens commun*, traduct. française, 2 vol. in-12, Paris, 1768, t. i, p. 120.

la réputation, répondent de même aux désirs naturels de la connaissance, du pouvoir. de l'estime de Reid, et à son désir factice de l'argent.

Les affections bienfaisantes de Hutcheson, l'amour conjugal et paternel, la reconnaissance, la pitié, la vénération, la sociabilité et la bienveillance universelle sont reproduites, presque mot pour mot, dans le système de Reid, par les affections bienveillantes de l'amour, des liens de famille, de la reconnaissance, de la pitié, de l'estime pour la sagesse ou de la vénération, et enfin de l'esprit public.

Les passions intéressées ou malveillantes de Hutcheson, la colère, l'envie, l'indignation, représentent très exactement aussi la colère, l'émulation, le ressentiment de Reid.

Enfin, le sens moral de Hutcheson, sur lequel ce philosophe s'est tant et si vertueusement arrêté, comprend tout à la fois l'intérêt bien entendu et le sens du devoir de Reid, que le professeur de Glascow ne séparait pas l'un de l'autre, à l'exemple des moralistes anciens, de Platon, Cicéron, Sénèque, etc.....

Reid n'avait donc ici véritablement à faire que ce qu'il a fait. Partir de plus bas que Hutcheson, et reconnaître des principes mécaniques d'action, sous les titres généraux d'instincts et d'habitudes ; puis, pour le reste de la partie active de son système, mieux grouper et rapprocher les sens internes déjà étudiés par Hutcheson, en fondre quelques-uns ensemble, en dédoubler d'autres, tracer les caractères généraux des appétits. des désirs, des affections, des principes rationnels d'action, et, pour ce qui est de ces derniers, distinguer le sens de l'intérêt bien entendu de celui du devoir; donner enfin à tout cela plus de développement, d'harmonie, de clarté : et c'est ce qu'il a fait et bien fait. Il s'agit de savoir s'il l'a fait avec vérité, et s'il ne restait plus rien à faire après lui.

D'abord, pour ce qui est du champ d'observation sur lequel Reid a basé son système et les facultés qui le composent, il est aussi étendu qu'il est possible et nécessaire qu'il le soit, puisqu'il va du sentiment le plus obscur des actes mécaniques de l'instinct et de l'habitude, jusqu'aux actes tout à fait moraux ou intellectuels du sens du devoir et du raisonnement. Ensuite, ce champ d'observation, Reid l'a évidemment retourné dans la série des espèces animales et dans celle des âges de l'homme, c'est-à-dire dans ses deux parties les plus importantes ; et c'est là un fait qui éclate dans tout son ouvrage, ainsi que je l'ai montré plus haut.

Il est de même incontestable que, pour ce qui est de ses facultés actives, le système de Reid est encore complet et dans ses divisions et dans ses subdivisions, et qu'il offre cette ascension croissante qu'on observe dans la nature, pour le développement successif et de plus en plus moral et rationnel des facultés, soit dans la série des âges de l'homme, soit dans celle des espèces animales. En effet, dans ses trois divisions principales et ascendantes, principes mécaniques, principes animaux, principes rationnels d'action, il reconnaît successivement et aussi de bas en haut, des instincts, des habitudes, des appétits, des désirs soit primitifs, soit artificiels, développés, accessoires, des affections bienveillantes et malveillantes, également primitives ou secondaires, ayant pour modes ou pour degrés d'action le désir et la passion, l'attention et la

11.

délibération ; enfin, tout à fait dans le haut, l'intérêt bien entendu ou la prudence, la sagesse, et le
sens du devoir ou la conscience, qui tient à la fois
de la bienveillance et de la justice, mais davantage
de cette dernière.

En vérité, il me semble impossible de rien ajouter à ce cadre, à ses divisions, et même d'en changer
les rapports. Pour ce qui est des détails et de la distinction des facultés qui le remplissent. Reid ne croit
pas sans doute qu'on puisse. à la manière de l'école
sensualiste, faire provenir arbitrairement ces facultés
de l'éducation, de l'habitude ou de l'association des
idées fondées sur l'amour de soi, et qu'en conséquence
elles ne soient pas des élémens primitifs de notre
constitution ; mais il ne prétend pas non plus que son
énumération des facultés soit irréprochable : il croit,
au contraire, que le caractère de semblables énumérations est d'être toujours incomplètes (1), et D. Stewart ajoute à son idée, en disant que plusieurs de
ces facultés sont peut-être réductibles, et pourraient
être ramenées à un même principe, diversement mo-
difiable suivant les circonstances ; ce qui est peu
important, dit-il, et n'est qu'une affaire d'arrangement (2). Cette manière de voir des deux psychologistes écossais sur la distinction absolue des facultés
est assurément fondée et sage, et si leur classification
n'était pas, dans ses détails, aussi parfaite qu'elle
pourrait l'être, c'est qu'indépendamment des difficultés du sujet, ils n'auraient pas cru la chose assez

(1) Reid, t. vi, p. 73.
(2) Ouvrage cité, p. 70.

importante pour exiger une plus grande rigueur de distinction. Cependant si l'on a égard, d'une part au caractère d'innéité qu'ils ont imprimé à leurs facultés primitives, d'autre part à celui de désintéressement pour tout ce qui n'est pas leur objet spécial, qui, à défaut du caractère d'innéité, s'applique à toutes les facultés secondaires, factices, développées, appétits, désirs et affections ; si l'on fait entrer en ligne de compte toutes ses facultés accessoires , on verra que le système des facultés actives de Reid et de D. Stewart, contient à peu près toutes celles qui sont nécessaires pour l'explication des dispositions, des caractères, des passions, des déterminations de l'homme, de ses talens, de ses vertus et de ses vices, et pour établir une théorie réellement pratique de la liberté et de la moralité des actions.

Toutefois, ce système, malgré sa grande et harmonique compréhension , offre surtout dans le bas de son échelle, quelques lacunes que la rigueur scientifique , sinon la nécessité de l'application . engageraient à combler. Ainsi le courage , *fortitudo*., ανόρια, des Latins et des Grecs, n'y est point présenté comme une faculté primordiale et irréductible , et le *ressentiment* ne l'expliquerait pas assez , pas plus qu'il ne rendrait compte de la destruction , du meurtre , qui me paraissent résulter d'un penchant primordial et irréductible s'il en fut. J'en dirai autant du penchant à la ruse, de l'amour de la propriété. de l'aptitude nécessaire à la construction, qui ne sont pas suffisamment expliqués dans le système de Reid. Plus haut, ce système ne me semble pas non plus avoir assez tenu compte de la vanité , de l'orgueil , de la prudence, et peut-être aussi de la fermeté comme facul-

tés primitives de notre organisation morale , et surtout il n'a point assez vu , dans les aptitudes intellectuelles relatives aux beaux-arts , aux lettres , aux
sciences , des dispositions naturelles qui ne sont pas
toutes primitives , sans doute , mais qui demandaient
à être ramenées à un certain nombre de facultés plus
ou moins irréductibles , au lieu d'être rejetées dans
les facultés intellectuelles et inactives , sous les titres
de la perception, de la conception , du goût (1). Enfin il ne fallait pas dire avec D. Stewart , « que les
recherches qui ont pour objet d'analyser les différentes espèces d'habileté intellectuelle qu'on peut dé-
ployer dans les sciences et dans les arts , sont de nature à diminuer cette aveugle admiration pour
l'originalité du génie, qui est un des plus grands
obstacles au perfectionnement des arts et au progrès
de la connaissance (2). » De la part d'un philosophe
sensualiste ce ne serait qu'une erreur ; de la part de
Stewart , c'est une contradiction. Pour s'en convaincre, on n'a qu'à lire le passage suivant , qui est aussi
de lui.

---

(1) Les rectifications dont je viens de signaler ou la convenance, ou la nécessité dans les systèmes de la Psychologie
écossaise, je n'ai pas besoin de dire à quelle doctrine moderne j'en ai emprunté les bases : car cette doctrine, je ne
tarderai pas à l'examiner longuement, suivant le but de
cet ouvrage, et l'étude que j'en ferai alors nécessitera, de
ma part, des rapprochemens nombreux, puis un parallèle
général entre elle et les travaux antérieurs du même genre,
et notamment ceux de Hutcheson et de Reid.

(2) *Esquisses de Philosophie morale*, p. 45.

« Comme que nous expliquions le phénomène, soit que nous voulions l'attribuer à l'organisation primitive, ou à l'influence de quelques causes morales qui agissent dès la plus tendre enfance, c'est un fait certain et tout à fait incontestable qu'il y a, entre les enfans, des différences d'esprit et de caractère très-importantes, qui se font apercevoir, en général, avant l'époque où commence leur éducation intellectuelle. Il y a aussi un caractère héréditaire qui se manifeste d'une manière frappante dans certaines familles, soit par suite de quelque rapport dans la constitution physique de ceux qui la composent, soit par l'effet de l'imitation, soit par l'influence d'une situation commune. On voit quelquefois, pendant une suite de générations, des hommes, issus d'une même souche, avoir un génie marqué pour les sciences abstraites, et manquer d'imagination, de goût, de vivacité. Dans une autre famille, on se transmet, comme par héritage, l'esprit, l'imagination, la gaîté, mais aussi une sorte d'incapacité pour ce qui demande des recherches profondes, pour ce qui exige une attention patiente et soutenue. Le système d'éducation convenable en chaque cas particulier doit, sans contredit, avoir quelques rapports à ces circonstances, et tendre à fortifier les facultés, soit intellectuelles, soit actives, qui peuvent être naturellement défectueuses (1). »

Depuis Reid, et avant D. Stewart, plusieurs psychologistes, appartenant à la même nation et à la

---

(1) Dug. Stewart, *Élémens de la Philosophie de l'Esprit humain*, trad. par Prévost de Genève, 1808, t. i, p. 41.

même école, ont partagé le sentiment de Hutcheson et de Reid sur la nécessité de placer parmi les facultés primordiales et actives de l'homme les instincts et les qualités morales depuis l'intsinct du succion du mamelon chez le nouveau-né jusqu'au sens du devoir dans l'homme adulte, et sur les bases que cette doctrine leur paraissait pouvoir offrir soit à la morale, soit à la religion. Ces philosophes sont, entre autres, J. Beattie, Th. Oswald, Ad. Ferguson. Mais, comme bien loin d'avoir rien ajouté aux idées de Reid en tant que système de psychologie, ils ne les ont pas même reproduites dans leurs détails, leur but étant plutôt d'application que de théorie, je n'ai guères qu'à joindre leurs noms à ceux des chefs de l'école écossaise.

Le but de Beattie (1) était surtout de faire servir la doctrine du sens commun à l'établissement des vérités morales et même 'des vérités religieuses, celui de Th. Oswald (2) était presque exclusivement d'employer le même moyen, pour mettre ces dernières hors du champ de la discussion et du raisonnement ; aussi ces deux auteurs se sont-ils livrés à des applications philosophiques des idées de Reid : plutôt qu'à une reproduction systématique de ses théories. L'examen de ces applications n'entre point dans le cercle de cet ouvrage, non plus que l'oppo-

---

(1) J. Beattie, *Essai on The nature and immutability of Truth*, London, 1774.
(2) Th. Oswald, *Appeal to common sense in behalf of religion*. London, 1768-1772.

sition fort vive qu'elles rencontrèrent de la part de
Priestley (1).

Quant à Ferguson, c'est tout à la fois à l'établissement des verités morales et religieuses et à la
discussion des institutions civiles et politiques qu'il
a appliqué la doctrine psychologique de l'école écossaise (2). Il admet bien que les hommes ont, en commun avec les animaux, certains pouvoirs tellement
instinctifs qu'ils s'exercent sans connaissance de leur
fin, comme cela a lieu dans les actes de la respiration, de la succion du mamelon, dans *l'effroi causé
par la vue d'un précipice* (3). Mais, en général, dit
cet auteur, le caractère des inclinations de l'homme,
ou de ses dispositions actives, n'est pas une propension aveugle à l'emploi des moyens, mais une
sorte de pressentiment instinctif de la fin, qui le
conduit à découvrir, par l'observation et l'expérience, les moyens les plus efficaces d'y arriver (4).
Ferguson voit ainsi la raison s'associer presque sur-
le-champ à l'instinct, pour l'éclairer et lui donner
les moyens de varier les résultats de son action (5).

---

(1) J. Priestley, *An examination of* Dr Reid's *inquiry
into the human mind on the principles of common sense* ;
Dr Beattie's *Essay on The nature and Immutability of
Truth*; and Dr Oswald's *Appeal to common sense in behalf
of religion.* — London, 1775.

(2) Adam Ferguson, *Principles of moral and political
science*, 2 vol. in-4°, 1792.

(3) Ouvrage cité, tome I, section X, part. I, chap. 2, p.
120, 121.

(4) *Ibid.*, p. 122.

(5) *Ibid.*, p. 123.

Il admet, avec Reid, que les affections agissent
en vertu de leur nature intime, et indépendamment
de tout motif d'intérêt puisé dans le monde extérieur ;
et cela, même dans le cas des affections dites intéressées, telles que l'orgueil, la vanité, l'émulation (1).
Quant aux affections bienveillantes, la première
et la plus instinctive de toutes est la sociabilité, qui
entraine la perfectibilité ; viennent ensuite l'amour
conjugal, l'affection des parens pour leurs enfans
et les autres affections de famille, la pitié, qui s'é-
tend quelquefois jusqu'aux animaux, l'amour de la
cité, de la patrie, l'estime pour le mérite, l'amour de
la justice, le respect, la vénération (2). La bienveillance générale ou la bonté résume, pour ainsi dire,
toutes ces affections. Elle en est la source. Elle est la
véritable loi de la moralité, et comprend ainsi, jusqu'à
un certain point, la prudence, la force la tempérance
des anciens moralistes (3) : « Car il est bien évident, dit
Ferguson, que, pour tenir une bonne conduite dans
toutes les occasions, une disposition bienveillante n'est
pas moins nécessaire qu'un bon jugement (4). » Aussi
le bien, la vertu, le bonheur sont-ils, à proprement
parler, trois faces de la même notion, comme le mal, le
vice, la misère sont trois faces de la notion opposée (5);
et l'utile se confondant ainsi avec le juste dans les
idées de Ferguson, il a dû, prenant la bienveillance

---

(1) *Ibid.*, p. 125.
(2) Ouvrage cité, t. i, p. 108, 109, 110, 125.
(3) *Ibid.*, p. 111.
(4) *Ibid.*, p. 109.
(5) *Ibid.*, p. 157, 158, 161.

pour la vertu et la liberté morale, accorder à cette dernière une fort grande latitude, conformément, du reste, aux doctrines de l'école écossaise. Le pouvoir de choisir est, dit-il, un fait dont l'esprit a la conscience. Il est donc appuyé sur le plus haut degré d'évidence dont un fait soit susceptible ; chercher à l'étayer par des argumens serait inutile ; et prétendre le renverser par des raisonnemens serait absurde (1). On peut, en traitant de la volonté de l'homme, disputer sur les noms de liberté et de nécessité, mais quant aux faits eux-mêmes, ils sont assez évidens pour qu'on puisse, en toute sûreté, élever sur cette base l'édifice de la science morale, autant que cela est de quelque utilité pour le genre humain (2). »

A peu près contemporain des derniers psychologistes écossais, de Ferguson, de D. Stewart, mais n'appartenant ni au même pays, ni à la même école, Hemsterhuis, dans son dialogue de Simon (3), a revêtu des formes tout à la fois mythologiques et platoniques qui lui sont habituelles, un exposé des facultés de l'âme, beaucoup trop général, sans doute, mais

---

(1) Ouvrage cité, t. i, p. 152.

(2) *Ibid.*, p. 155.

(3) Hemsterhuis, *OEuvres philosophiques*, 2 vol. in-8º, Paris, 1809, nouvelle édition. — *Simon*, ou *des Facultés de l'Ame*, t. ii. — Hemsterhuis est revenu sur le même sujet dans la *Lettre sur l'Homme et sur ses Rapports*, qui fait partie du tome i. Il y insiste davantage sur les applications de sa doctrine aux rapports des hommes entr'eux, et sur leur *Organe moral* auquel sont bien véritablement affectées, suivant lui, certaines fibres encéphaliques. t. 1, p. 195.

dont les bases, vraies et assez étendues pour soutenir
tout le système de Hutcheson , sont présentées dans
l'ordre d'apparition et d'importance que la nature a
effectivement assigné à nos manifestations affectives ,
morales et intellectuelles.

Les facultés qui forment, suivant Hemsterhuis,
l'essence de l'âme , sont : 1° la *velléité*, sorte de ressort vague, force de pouvoir, vouloir et agir (1), qui
n'est ni organe , ni moyen , mais tient à l'essence de
l'âme elle-même , et se manifeste par des volontés
particulières, dont elle puise les motifs, soit dans l'i-
magination , soit dans la sensibilité morale, soit dans
toutes les deux ensemble (2) ; 2° l'imagination , ré-
ceptacle de toutes les actions , de toutes les sensations , perceptions , ou idées qui doivent y entrer du
dehors et s'y imprimer, et qui lie l'homme au monde
extérieur par le moyen des organes des sens (3) ; 3° l'intellect , qui a premièrement l'intuition vague de toutes les idées quelconques que l'imagination contient,
et ensuite la faculté de composer, comparer et décom-
poser ces idées , et qui , dans cette dernière qualité,
s'appelle raison (4) ; 4° l'organe moral, l'amour universel , la source de toute justice et de toute bienveillance , qui donne la sensation de tout ce qui tient
au moral. Cet organe a deux parties distinctes. Par
l'une , l'âme est totalement passive ; elle est affectée
d'amour, de haine, d'envie, du désir de la vengeance,

---

(1) Ouvrage cité, p. 266.
(2) *Ibid.*, p. 273.
(3) Ouvrage cité p. 266.
(4) *Ibid.*, p. 274.

de pitié, de colère. Par l'autre , elle juge, elle modifie. elle modère , elle incite , ou elle calme ces sensations , et travaille sur elles à peu près comme l'intellect travaille sur les idées que l'imagination lui
présente ; et de même que l'intellect , d'ailleurs soumis à la velléité, pour ce qui regarde la direction
vers tel ou tel sujet , juge si la velléité déterminée ,
ou les volontés sont contraires au possible ; de même
l'organe moral , dans sa qualité de juge , d'ailleurs
soumis à la velléité pour ce qui regarde son activité,
juge si la velléité déterminée , ou les volontés sont
conformes ou contraires au juste. De même enfin que
le contradictoire répugne à l'intellect , de même
l'injuste répugne à l'organe moral en tant que juge,
c'est-à-dire en tant qu'on l'appelle communément
conscience (1).

J'ai dit que ce cadre , quoique trop vague et trop
général , embrassait néanmoins à peu près toute la
psychologie, et qu'on pouvait y faire entrer naturellement toutes nos facultés réellement distinctes , toutes celles, par exemple, que Hutcheson a admises
dans son système. En effet , la *velléité* et la *partie
purement sensible* et *passionnée de l'organe moral* auraient trait à ce qu'il y a de plus inférieur et tout à la fois
de plus actif et de plus nécessaire dans notre nature
affective , c'est-à-dire au besoin d'activité et aux affections égoïstes et malveillantes ; tandis que la *partie juge de l'organe moral* comprendrait les affections
bienveillantes , et spécialement le sens moral de l'é-
cole écossaise. Quant à *l'imagination* de Hemster-

_____

(1) Ouvrage cité, p. 275.

huis, ce n'est pas, bien entendu, l'imagination des
écoles, mais bien toute la partie de notre intelligence
qui a trait à la sensation, à la perception, à la mémoire, en un mot, à la partie plutôt perceptive que
jugeante et raisonnante de notre pensée. Cette dernière, ou la faculté de juger et de raisonner, est représentée par *l'intellect* et *la raison* du philosophe
batave.

Ces quatre facultés, dit-il, *vouloir, voir, aimer,
raisonner* sont des choses *d'une nature entièrement
différentes,* des facultés à part (1). Leur théorie sert
à mieux connaître les hommes, à perfectionner l'é-
ducation (2), à nous rectifier nous-mêmes ; et c'est
de leur mélange que dérivent nos vices et nos défauts (3), comme c'est de leur harmonie, de la prédominance plus ou moins grande de l'une ou de plusieurs d'entr'elles, que resulte notre degré de liberté
morale. Hemsterhuis croit cette liberté très restreinte ; il n'en voit que fort peu dans les défauts et
les vices (4), et suivant lui, pour qu'elle se produise,
pour qu'il y ait véritablement vertu ou crime, il faut
que la partie juge de l'organe moral, et surtout l'intellect soient fort développés (5) ; mais quand la velléité
et la partie sensible et passionnée de l'organe moral
le sont seuls beaucoup, nous sommes, dit-il, fort
peu libres. Les actions qu'on range ordinairement

---

(1) Ouvrage cité, p. 273.
(2) *Ibid.*, p. 282.
(3) *Ibid.*, p. 273.
(4) *Ibid.*, p. 277.
(5) *Ibid.*, p. 278, 279, 281.

dans les classes de vertus ou des vices, comme générosité, prodigalité, avarice, modestie, vanité,
bassesse, continence, luxure, douceur, cruauté, ne
sont proprement que les effets de la constitution corporelle de certains hommes, lesquels ne sont, à
proprement parler, ni vertueux, ni vicieux, et ne
méritent ni louanges, ni punitions. Pour les punitions,
la loi les leur inflige, pour prévenir les crimes qui nuisent à la société et qui pourraient résulter, dans
l'avenir, de leurs actions, qu'on appelle fort im-
proprement vicieuses (1). Mais ce n'est pas sur les
crimes ou sur les belles actions que Minos et Rha-
damante jugent dans les enfers ; c'est sur le degré
de cette harmonie qui mesure la pureté de la conscience
et la vigueur de la vertu (2).

---

(1) Ouvrage cité, p. 277.
(2) *Ibid.*, p. 288.

ARTICLE II.

Côté intellectuel de la pensée, ou facultés intellec-
tuelles proprement dites.

———

DANS l'examen que je viens de faire de la compréhension de la psychologie dans les systèmes modernes
les plus avancés et les plus complets, je n'ai guère
fait qu'énumérer les facultés intellectuelles pures
qu'ils reconnaissent, et je me suis uniquement appliqué à faire ressortir la partie de ces doctrines qui
a trait aux facultés affectives et morales, en un mot,
aux facultés actives. J'en ai usé ainsi, d'abord parce
que cette partie est réellement la partie importante
et neuve, non-seulement de ces systèmes, mais
même de la psychologie en général, celle qu'il s'agit
de mettre en relief autant qu'elle le mérite ; ensuite,
parce que l'autre partie, leur partie intellectuelle,
quoique plus développée, plus harmonique, plus
parfaite qu'elle ne l'est dans les systèmes antérieurs,
et surtout dans ceux de l'antiquité, offre pourtant,
au fond, et les mêmes bases, et les mêmes divisions,
et les mêmes facultés, et n'a subi, quant au but de
de cet ouvrage, le réel, ou plutôt l'approximatif de
la faculté, que des modifications moins importantes
qu'elles ne le paraissent au premier coup d'œil. C'est
là, je crois, ce qui résultera de l'examen général que
je vais faire des facultés de l'entendement propre-

ment dit. Et ici, comme on le sent bien, je ne vux pas reproduire et discuter dans leurs détails toutes les divisions, toutes les classifications qui en ont été faites. De pareilles discussions me semblent maintenant sans objet. Il est bon, mais il suffit qu'elles aient eu lieu. Elles ont présenté la question sous toutes ses faces, elles ont signalé et, en quelque sorte, enregistré tous les faits particuliers dont elle se compose. Il suffira de voir ce qui en est resté de généralement admis et de généralement distinct quant au fond.

Et d'abord, si l'on s'arrêtait aux mots, on trouverait qu'il n'y a pas, en psychologie. un seul fait un peu complexe, et même la vue de l'esprit la plus générale, qui n'ait reçu le nom de faculté, et l'on se verrait ainsi, de prime abord, engagé dans un labyrinthe en apparence inextricable. Ainsi la *sensibilité*, ce mot étant pris dans son acception la plus vaste, a été considérée comme une faculté, et même comme la seule et unique faculté. C'est à cela que revient, si je puis ainsi parler, la synthèse excentrique des différentes sortes de sensualisme d'Aristote, de Hobbes, de Condillac, d'Helvétius, de M. de Tracy, etc.., et, dans un sens opposé, la synthèse en quelque sorte concentrique des divers idéalismes de Mallebranche, de Berkeley et des ultra-disciples de Kant, Fichte, Schelling, etc.... Plus généralement, cependant, l'on a, considérant dans l'homme intellectuel son extérieur et son intérieur, admis, en lui, deux facultés abstraites et générales, la sensibilité et la raison, comme l'ont véritablement fait, par un double emploi vicieux du mot faculté, tous les systèmes de psychologie, depuis Platon lui-même , jusqu'à Locke et à toute son école. Ou bien distinguant. avec plus d'exactitude, le côté actif de la pensée de son côté purement intellectuel, et séparant encore de ce dernier la sensibilité externe, on a admis trois facultés générales de l'intelligence : la sensibilité, l'entendement et la volonté, ainsi que cela est plus ou moins explicitement énoncé aussi dans tous les ouvrages de psychologie, et notamment dans ceux de Platon , d'Aristote , de Saint-Augustin, de Bacon , Hobbes , Descartes, Mallebranche, Locke, Leibnitz, Condillac , Kant, etc.

Mais jusque-là, on n'avait fait véritablement que jouer sur les mots , et les auteurs qui avaient admis de telles facultés avaient tout simplement donné ce nom à des vues abstraites et synthétiques de l'esprit dans la considération des différens ordres de fait sensitifs , affectifs et intellectuels ; car eux-mêmes reconnaissent des facultés intellectuelles plus restreintes , s'appliquant mieux et plus exclusivement à des ordres de faits également plus distincts et mieux déterminés. L'institution des facultés intellectuelles ne commence , en effet, réellement qu'à la division de la sensibilité externe en ses cinq facultés perceptives , du toucher , du goût, de l'odorat, de l'ouïe , de la vue , et pour ce qui est de la pensée proprement dite , à la distinction de ses facultés en attention , mémoire , imagination , jugement , raisonnement. C'est donc en les prenant à ce degré de division , qu'il me faut les examiner pour en apprécier la signification et la valeur.

Si d'abord on veut jeter les yeux sur le catalogue que j'ai donné plus haut de la nomenclature des facultés de l'entendement d'après les philosophes les plus célèbres, on sera frappé d'une chose, c'est que tous ces systèmes sans exception et ceux même qui appartiennent au même temps, à la même école, diffèrent entre eux par le nombre et par la disposition des facultés qu'ils énumèrent, et qu'il y en a dans lesquels ne se rencontrent pas, au moins de nom, des facultés admises de tout temps, soit par le langage usuel, soit par celui de la science. On remarquera, en outre, que dans les systèmes même les plus modernes, ceux où la notion de faculté ou de puissance a été le mieux définie, le nombre de ces facultés est très-différent. Ainsi, au nombre de neuf ou de dix dans les systèmes de Reid et de D. Stewart, elles sont réduites à trois dans ceux de M. Laromiguière et de M. de Tracy.

Que si l'on ne s'arrête pas au nom des facultés, ou au moins au titre de ce que maintenant on est habitué à regarder comme tel, on verra que ce n'était pas seulement pour Aristote que la notion de faculté était vague et assez lâchement définie, mais que, dans des temps même très-voisins de nous, on n'a pas mis à cette détermination ou une grande rigueur, ou une grande importance. Ainsi, la sensation, l'imagination, la mémoire, la réminiscence, le raisonnement de Hobbes prennent dans sa manière de voir et d'analyser l'entendement humain la forme et le nom de conceptions. Ainsi, Locke appelle bien souvent les facultés, des notions. Ainsi, Condillac donne bien plus fréquemment le nom d'opérations que celui de facultés à ses transformations successives de la sensation et de la perception. Il y a même des systèmes plus modernes, tels que ceux de Reid et de D. Stewart où, au milieu même

des titres des facultés, se trouvent des noms généraux qui ne désignent qu'une opération, ou une
notion de l'esprit ; par exemple, le mot d'abstraction, considéré cependant, par d'autres philosophes,
comme représentant réellement une faculté.

Lorsqu'on va plus avant encore, lorsqu'on recherche, je ne dis pas la nature, mais les attributions, les actes des facultés de l'entendement dans les
différens systèmes de psychologie, les divergences
d'opinion deviennent bien plus grandes, et l'on en
sera convaincu à l'avance, en remarquant que, parmi
les systèmes les plus modernes et les plus accrédités,
les uns expliquent avec trois facultés, tous les faits
de l'entendement, dont les autres ne croient pas
pouvoir rendre compte à moins de dix ou de douze
facultés; et en outre, qu'une faculté, qui a pourtant bien, ou à peu de chose près, les mêmes attributions dans différens systèmes, n'y porte pourtant
pas le même nom, ce qui prouve que les auteurs de
ces doctrines ne l'envisageaient, ni elle, ni les faits
qu'elle représente, absolument du même point de
vue, et par conséquent que ce n'était pas pour eux
tout à fait la même faculté, ou au moins une faculté
bien déterminée. Ainsi, la sensation et la perception externe sont souvent confondues, ou prises
l'une pour l'autre; ainsi, tel auteur appelle réminiscence ce que tel autre appelle mémoire, et *vice
versâ* ; ainsi, Locke aime mieux dire distinction que
comparaison ; ainsi, le jugement porte quelquefois
le nom de raisonnement, ou l'un et l'autre nom à la
fois. Mais il est possible de faire ressortir, d'une
manière encore bien plus profonde et bien plus po-
sitive, le manque de détermination ou de distinction

absolue des facultés de l'entendement dans les divers systèmes.

L'*Attention*, surtout depuis les travaux de Condillac, a pris parmi les facultés intellectuelles, un rang distingué, et dont, sous bien des rapports, elle est digne. Cependant, les psychologistes anciens, et un très-grand nombre encore de modernes, tout en reconnaissant son importance, ne l'ont point traitée comme une faculté à part. C'est peut-être qu'ils l'ont trouvée trop générale, et qu'ils l'ont vue se mêler à presque tous les actes de l'entendement. En effet, à part certaines sensations confuses ou inaperçues, à part la mémoire provoquée, qu'on me cite un seul acte, l'action d'une seule faculté qui ne suppose pas de l'attention. La comparaison, la mémoire, soit spontanée, soit volontaire, la réflexion, le jugement, le raisonnement en supposent plus ou moins, et quelquefois beaucoup et tellement que c'est elle alors qui l'emporte sur ces diverses facultés, prend leur place, ou au moins leur donne leur force, et est la mesure de leurs résultats. C'est ce qui explique comment M. de Tracy, dans un système tout moderne, ne reconnaît point l'attention pour une faculté, l'entendement suivant lui étant toujours et dans tous ses actes, même dans la sensation, actif et attentif; tandis que dans un système aussi récent, et qui ne se pique pas d'être moins rigoureux, M. Laromiguière pense que l'entendement peut être passif et actif, et, en conséquence, place l'attention à la tête de ses facultés. Jusque-là, toutefois, et malgré ces divergences d'opinion, l'attention reste parmi les facultés de l'entendement. Mais ce n'est point là encore une manière de voir unanime ; nous savons déjà que

Reid regarde l'attention, non point comme une faculté intellectuelle, mais bien comme un degré d'action de la volonté, c'est-à-dire des facultés actives, et nous ne tarderons pas à voir Gall, développant l'idée de Reid, faire de l'attention un premier degré d'action de toute faculté, suivant un point de vue dont nous aurons à apprécier la vérité.

Il n'y a pas assurément, soit dans le langage usuel, soit dans le langage philosophique, de faculté qui paraisse avoir une existence plus assurée et des limites mieux déterminées que la *mémoire*, et on serait porté à croire que, sous ce double rapport, pour elle au moins les divergences d'opinion doivent cesser. Eh bien, il s'en faut tellement qu'il en soit ainsi, qu'un des psychologistes les plus remarquables par la clarté de ses idées a, d'un trait de plume, rayé la mémoire du catalogue des facultés de l'entendement, et a cru pouvoir expliquer tous les faits qu'on lui impute, par l'action de l'attention, de la comparaison et du raisonnement (1). Après cela, ai-je besoin de rappeler que l'imagination suppose la mémoire, que ce ne sont, pour ainsi dire, que deux degrés de la même faculté, et que c'est effectivement ainsi que beaucoup de psychologistes les ont considérées (2)?

Mais ce n'est pas seulement son nom, son titre

_____

(1) M. Laromiguière, *Leçons de philosophie*, 4ᵉ édit., 1826, 1ʳᵉ partie, 4ᵉ leçon, p. 111; 2ᵉ partie, leçons 4ᵉ, 7ᵉ et 8ᵉ.

(2) La Fantasia non è altro che memoria o dilatata, o composta (J. B. Vico, *Principj di scienza nnova*, 3 vol. in-8ᵒ, Milano, 1801, t. I. p. 107).

qu'on a contestés à la mémoire, ce sont ses attributions. La mémoire, pour m'en tenir d'abord au langage usuel et à ce qui est généralement admis, consiste dans le rappel des événemens, ou plutôt des
sentimens ou des idées. Ce rappel peut être ou excité
par l'action des circonstances extérieures, ou spontané, c'est-à-dire provoqué par des changemens intérieurs, mais que nous n'apprécions pas; il peut
enfin être volontaire et, dans ces trois cas, il peut
être plus ou moins complet, c'est-à-dire se rapporter ou à la circonstance principale du fait, ou seulement à ses circonstances accessoires. Enfin, s'il nous
est impossible de nous rappeler une sensation externe, sans savoir que nous l'avons déjà eue, nous
pouvons savoir de nouveau, une seconde, une troisième fois, etc., un sentiment, une idée, une notion
qui n'ait pas immédiatement trait à l'action des objets
extérieurs, sans croire que nous l'avons déjà éprou-
vée, et en pensant, au contraire, l'éprouver pour
la première fois. Voilà tous les faits généraux de la mémoire; voyons les noms qui les rappellent ou les voi-
lent.

Aristote avait appelé réminiscence, la mémoire
du passé avec conscience de ce même passé comme
tel, et simplement mémoire, le rappel du passé
sans cette dernière condition (1). Maintenant on
entend souvent par réminiscence, le rappel spontané et incomplet du passé, qui fait que nous nous
ressouvenons, sans le vouloir, des circonstances
principales d'un fait ou d'une idée, plutôt que de ce

(1) *De Memoriâ et Reminiscentiâ,* cap. II.

fait ou que de cette idée elle-même. Mais ce n'est
là qu'un petit dissentiment; il y en a de plus graves,
relativement à l'établissement et à la détermination
des facultés. Généralement parlant, dans le fait de
la mémoire, ou dans celui de la réminiscence suivant Aristote, on ne sépare pas l'acte de rappel de
l'acte de jugement du passé, et Reid et Maine-Biran
vont plus loin; le premier lorsqu'il dit que, dans
la mémoire, non-seulement on se rappelle avoir eu
une idée, mais encore qu'on juge si elle est vraie
ou fausse (1); le second lorsqu'il voit dans la *mémoire représentative*, la faculté générale de connaître, le fonds de l'intelligence humaine (2), rôle que
Boustetten, au contraire, faisait jouer à l'imagination (3). M. de Tracy, loin de partager ces diverses
opinions sur l'étendue du domaine de la mémoire,
pense, au contraire, qu'il n'est pas même dans la
nature de cette faculté de nous donner la conscience
du passé, mais que c'est là un acte de jugement (4).
On ne verra, si l'on veut, là dedans, qu'une affaire
de mots, et j'acquiesce volontiers à cette opinion;
mais c'est une affaire de mots qui prouve évidemment qu'il n'y a pas certitude de détermination dans
les choses. Or, c'est là surtout ce que je veux montrer.

---

(1) Ouvrage cité, Essai VI, *du Jugement*, tome VI,
page 11.
(2) *De l'Influence de l'habitude sur la faculté de penser*.
Paris, an XI, p. 275.
(3) *Recherches sur l'Imagination*, 2 vol. in-8o. Pas-
choud, 1809.
(4) *Élémens d'Idéologie*, chap. III, p. 422.

Aussi connue dans le monde que la mémoire, l'*imagination* n'a pas été mieux ou plus distinguée qu'elle par la philosophie, si même elle l'a été aussi bien ; je veux dire qu'elle n'est pas mieux déterminée et dans son titre et dans ses attributions. L'imagination consiste essentiellement ou dans une reproduction tellement vive des idées, que ces idées deviennent des images, et c'est là l'*imagination représentative*, ou dans une composition plus ou moins arbitraire, mais toujours très-vive, d'idées qui prennent aussi, autant que cela est possible, le caractère d'images, et c'est là l'*imagination productrice*. Or, dans ces deux cas, on voit quels rapports intimes a l'imagination avec la mémoire. Dans le premier, ce n'est qu'une mémoire très-vive, dans le second, qu'une mémoire artiste ; et l'on conçoit alors comment beaucoup de systèmes, et des plus modernes, par exemple ceux de M. Laromiguière et de M. de Tracy, ont pu l'omettre comme faculté, pour la rapporter à la mémoire ; comment Reid l'a fondue dans ce qu'il appelle la conception ; comment enfin D. Stewart, qui l'admet dans le catalogue de ses facultés, ne la considère pourtant pas comme simple, mais y voit tout à la fois de la conception, de l'abstraction, du jugement et du goût, ce que je ne chercherai pas à contredire.

Le *jugement* et le *raisonnement* sont la dernière ou les dernières facultés que reconnaissent, d'une manière unanime, quoique plus ou moins formelle, le langage usuel et le langage philosophique ; ce dernier, sous un seul de ces noms, ou sous tous les deux, ou bien encore sous les noms d'intellect actif, d'intellect pur, de réflexion, de raison. L'essence du jugement ou du raisonnement comme acte est bien connue. Pour le premier, c'est une affirmation de convenance ou de disconvenance immédiate entre deux idées, pour le second, une affirmation de convenance médiate; d'où l'*évidence intuitive* et l'*évidence déductive*. Il n'y a donc, entre ces deux faits, ces deux opérations, d'autre différence que celle qui résulte, pour ainsi dire, de la distance plus ou moins grande qui existe entre les deux idées dont on *juge* ou *raisonne* le rapport. On conçoit bien alors qu'on ait attribué ces deux opérations à la même faculté; et il est évident, en outre, qu'elle n'est pas plus isolée que toutes celles que je viens de passer en revue. Il y a du jugement dans les actes de chacune d'elles : il y en a dans une sensation en vertu de laquelle un enfant trouve bon un aliment quelconque, un fruit. Il y en a, à plus forte raison, dans la mémoire, puisque, suivant Reid, le jugement y prononce non-seulement que l'idée a déjà eu lieu, mais encore qu'elle est vraie ou fausse, si sa composition permet de lui reconnaître ce caractère. Et ce mélange du jugement avec toutes les autres facultés est tellement évident, que D. Stewart, qui admet pourtant le jugement dans sa liste, ne peut pas s'empêcher de dire qu'il suffirait peut-être de l'intuition et de la mémoire pour expliquer le raisonnement, c'est-à-le travail de la pensée qui, par une suite de conséquences, conduit l'esprit des prémisses à la conclusion (1).

(1) Dugald Stewart, *Esquisses de philosophie morale*, traduites par M. Jouffroy. 1re partie, section ix, p. 39.

Indépendamment de ces quatre ou cinq facultés fondamentales admises par la psychologie, pour l'explication de tous les phénomènes de l'entendement proprement dit, l'école écossaise en propose encore à peu près autant d'autres, qu'elle croit également nécessaires à cette explication, à savoir : la conscience intellectuelle, la conception, l'abstraction, le goût, l'association des idées. Mais les raisons qu'elle donne pour cette admission sont loin de m'avoir convaincu.

Et d'abord, pour ce qui est de la *conscience* ou de la connaissance immédiate qu'a l'âme de ses sensations, de ses pensées, et en général de tout ce qui se passe actuellement en elle, il est évident que c'est là un fait plutôt qu'une faculté, ou bien que c'est une faculté que supposent presque toutes les autres, qui est la condition de tous leurs actes, et qui ne saurait, en aucune façon, être mise sur la même ligne qu'elles. C'est le moi humain, le fait le plus général de tous nos faits intellectuels et moraux, mais qui ne peut être considéré comme une des facultés ordinaires, sous peine de tout confondre.

J'en dirai autant de l'*abstraction*, que d'autres systèmes de psychologie ont, du reste, considérée aussi comme une faculté, et que Locke confondait avec la faculté de distinction. Sans abstraction, en effet, sans distinction des idées, pas un seul acte intellectuel ne peut se comprendre, pas plus qu'il ne peut être conçu sans la conscience. Abstraire ou diviser, se sentir abstrayant et divisant, c'est là en effet toute notre intelligence, ou plutôt tout notre entendement proprement dit.

Quant au *goût,* que D. Stewart ne traite que sur le

13.

pied d'une faculté développée ; mais que Reid paraît
placer sur la même ligne que les autres facultés intellectuelles , il est évident qu'il n'a pas droit à cet
honneur, malgré toutes les belles choses qu'on en peut
dire. Il est trop variable et réclame le concours d'un
trop grand nombre de facultés , pour être lui-même
une faculté tant soit peu primitive. C'est trop céder à
la nécessité de faire des têtes de chapitre , que de le
reconnaître en cette qualité , et il faut dire la même
chose de la *conception*. Je ne comprends pas à quoi
elle peut être utile, quand déjà on a la perception
externe, l'attention, la mémoire et l'imagination. Le
mot de Machiavel, *divide ut imperes*, est plus applicable en psychologie , qu'il ne l'est désormais en politique; mais il ne faut pas en outrer l'application, et
ce serait le faire que de reconnaître comme faculté ,
la conception , que D. Stewart lui-même faisait rentrer dans la mémoire et dans l'imagination.

Reste une dernière faculté qui a eu plus de succès
que les précédentes, et qui a été pendant longtemps
tout ce qu'on connaissait de l'école écossaise , à tel
point qu'on attribuait à cette dernière l'honneur de
cette découverte, je veux parler de *l'association des
idées*. Le fait est qu'Aristote l'avait signalée dans plusieurs endroits de ses ouvrages , et, depuis ce philosophe , cette loi de nos pensées n'a jamais été ni né-
gligée, ni méconnue. Locke a consacré un chapitre de
son livre (1) à traiter de l'association des idées , et
cette association , pour lui , était plutôt une association de notions qu'une association d'idées isolées.

---

(1) *Essai philosophique*, livre II, ch. XXIII.

Hume reprit la chose en sous-œuvre (1), et , dans sa manière de voir sur la causalité , il assigna trois causes , ou trois principes , à la liaison des idées ; celui de ressemblance , celui de contiguïté de temps et de lieu , enfin , celui de cause à effet. Hartley alla plus loin encore , et vit dans ce fait le résultat d'une loi presque mécanique de notre organisation (2). Depuis lors, l'école écossaise, conformément , du reste, aux vues de son véritable chef, Hutcheson (3), a compté le principe de l'association des idées au nombre de ses facultés. Mais son admission en psychologie est-elle nécessaire , est-elle logique ? Un pareil principe peut-il être mis sur la même ligne que les autres facultés intellectuelles ? L'association des idées n'est-elle pas, suivant l'opinion de Hartley, l'effet d'une règle presque automatique de notre pensée, un fait qu'on rencontre déjà dans l'enfant, qui se développe par l'âge , par l'exercice , et qui n'est vraiment qu'une condition commune à l'exercice de toutes nos facultés et sans laquelle on ne le concevrait pas. N'est-ce pas , sous certains rapports , une association d'idées que la comparaison, la mémoire, le jugement, le raisonnement ? Et ne retrouve-t-on pas même , dans les actes de ces facultés , les trois principes de Hume , la ressemblance , la contiguïté de temps et de lieu , et la causalité ? Ainsi , on le voit , en psychologie , pour peu qu'on veuille trop multi-

---

(1) *Essais sur l'Entendement humain*, Essai III.

(2) Hartley. — *Explication physique des Sens , des Idées et des Mouvemens*, traduction française, 1755.

(3) *Philosophie morale*, p. 54.

plier les points de vue, augmenter le nombre des facultés, on tombe dans la confusion, comme on était resté dans le vague en ne divisant pas assez. Il semble que, dans cette science, la vérité ne puisse être qu'approximative, et qu'elle réside en un milieu dont on s'approche de plus en plus, sans pouvoir jamais y atteindre, comme on voit l'hyperbole se rapprocher toujours de ses asymptotes, sans jamais parvenir à les toucher. Que faut-il donc penser des facultés intellectuelles admises avec le plus d'unanimité et de fondement par la psychologie? Quel jugement porter de la signification et de la valeur des mots qui les représentent?

Comme au-dessus de la plus simple perception dans l'animal le plus simple, ou dans l'enfant qui vient de naître, tous les actes, tous les états de l'entendement se mêlent les uns aux autres, se supposent les uns les autres; comme le rappel des idées suppose leur perception, et leur distinction, et même leur jugement; comme la vivification ou la composition des idées, c'est-à-dire l'imagination, suppose au moins aussi et leur perception, et leur distinction, et leur rappel, et même encore, pour ce qui est de l'imagination inventrice, la perception, le prononcé de leurs rapports, c'est-à-dire le jugement; comme le jugement suppose et nécessite et la perception, et la distinction, et le rappel, et même, pour être plus parfait, l'imagination; comme ainsi il se fait un perpétuel mélange, une perpétuelle combinaison de tous les actes intellectuels, mélange tel que nous ne pouvons pas même, pour peu que nous y réfléchissions, comprendre la chose autrement; comme les facultés relatives à ces divers actes ne sont autre chose

que les pouvoirs de les produire, admis par une nécessité de notre esprit qui ne peut sentir ou concevoir en soi un changement sans en rechercher et en
dénommer la cause, sans se demander le pourquoi
d'un état qui n'existait pas tout à l'heure : il résulte
très-évidemment de tout cela qu'il doit y avoir, entre
les facultés, le même mélange, la même supposition
réciproque, qu'entre les faits qu'elles représentent,
puisqu'elles ne sont que ces faits considérés, si je puis
ainsi dire, sous le rapport étiologique, et qu'il serait
assez singulier qu'elles fussent autre chose : il en résulte, enfin, que rechercher une distinction à peu
près absolue de ces facultés serait une chimère qui
prouverait l'ignorance la plus complète en psychologie, et qu'il faut, à cet égard, se contenter d'approximations.

Ainsi, la perception externe et ses diverses espèces, ainsi la mémoire, l'imagination, le jugement
me semblent, conformément à l'opinion la plus générale, être des têtes de chapitre très-convenables,
des titres très-suffisans, pour la compréhension et
l'explication de tous les actes intellectuels proprement dits, et il n'y en a aucun qu'avec un peu d'art
on ne puisse assez convenablement en faire dériver.
Quant à l'attention, à l'association des idées, à la
conscience naturelle, ou *moi*, et à l'abstraction,
voici, ce me semble, ce qu'on pourrait en faire.
L'*attention* ne serait point une faculté à mettre sur
la même ligne que les précédentes, mais elle comprendrait leurs divers degrés d'action, suivant ce
que Reid en a fait pour les facultés actives et Gall pour
toutes celles de son système. De l'attention, de
l'action répétée des facultés, résulterait une habi-

tude, une *association* de plus en plus automatique et nécessaire des *idées* et des notions, et cette association serait mieux appelée une *loi* qu'une faculté de l'entendement. La *conscience* intellectuelle ou le moi serait de même non pas une faculté, non point une loi de l'intelligence, mais un état, un *sentiment* que supposeraient tous les autres états ou actes intellectuels, dans lequel ils se fondraient tous, et qui leur donnerait cette unité qui est ce qu'on appelle le moi. L'*abstraction*, enfin, serait, au rebours de la conscience, une loi, une faculté, qui servirait de base à toutes les autres, ainsi que Locke l'a bien senti, et qui diviserait, distinguerait pour toutes les autres et pour la plus grande clarté de leurs opérations.

Ainsi, dans l'entendement, quatre facultés principales : la perception, la *mémoire*, l'*imagination*, le *jugement*, et quatre modes, degrés, sentimens, lois nécessaires d'action de ces facultés, l'*attention*, l'*association des idées*, la *conscience*, l'*abstraction*; voilà ce qui pourrait servir de texte à l'exposition des faits de la psychologie, texte, comme on le sent bien, auquel je n'attache que fort peu d'importance, parce qu'en définitive il ne se compose que de mots, et que ce n'est pas là ce qui manque dans la science des idées.

Cette manière de voir sur les facultés de l'entendement est, du reste, celle de la plupart des psychologistes qui ont fait, dans le champ de la science, les investigations les plus *réelles* et les plus fécondes. C'est celle de Hobbes, de Descartes, de Locke, de Leibnitz, de Hume. Tous ces philosophes se sont attachés surtout à étudier les faits intellectuels eux-mêmes et tous leurs divers rapports. Ils ont pris, en général, le plus grand soin à se débarraser de toute la phraséologie qui les enveloppe et les voile; quant aux pouvoirs, aux facultés, ils n'en ont, la plupart du temps, traité que d'une manière accessoire, et comme forcés par la nature même de ces sortes d'étude : souvent même ils n'ont pas pris la peine de les distinguer des opérations intellectuelles et même des idées. Ceci est une faute en quoi il ne faudrait pas les imiter, et la science de la pensée ne sera complète que lorsque tous les faits dont elle se compose auront été ralliés à des facultés, c'est-à-dire à des titres aussi distincts que le comporte la nature des choses, et que le demande la faiblesse de notre esprit ; à des titres qui rappellent, pour ainsi dire, aux sens, et la nature de ces phénomènes et les rapports de toute sorte, qu'il nous est donné et utile d'y apercevoir.

ARTICLE III.

Rapports des deux côtés de la pensée , ou des deux ordres de facultés.

———

APRÈS avoir bien isolé , dans leurs livres, les facultés de l'entendement de celles de la volonté , la plupart des métaphysiciens se sont fait une singulière question. Ils ont cherché le point de contact de ces deux ordres de facultés , et se sont demandé comment la volonté sollicitait l'entendement, et comment l'entendement, à son tour , communiquait ses lumières et donnait ses ordres à la volonté. Le grand Bacon lui-même s'est posé ce problème , et, dans le langage figuré qu'on lui connaît, il n'a pas trouvé de meilleur moyen pour le résoudre, que de placer, entre les deux ordres de facultés, comme une sorte de truchement, l'imagination, faculté à deux visages, *Janus bifrons ,* qui est là pour transmettre les *images* des sens à la raison , et de celle-ci à la volonté des idées , qui donnent lieu aux déterminations (1). Je le demande , malgré tout le respect dû au nom de Bacon et que je lui porte plus que personne , y a-t-il là dedans autre chose que des mots et des mots qui ,

_____

(1) *De Dignitate et Augmentis Scientiarum ,* lib. v , cap. I.

considérés autrement que comme une expression un peu trop figurée, prouveraient une grande distraction de la part d'un génie tel que le sien? Sans doute l'entendement et la volonté sont séparés dans les livres de psychologie, mais ils ne le sont pas dans la nature, c'est-à-dire en nous. Déjà Aristote avait remarqué que l'appétit se mêle à tous nos actes intellectuels (1), et son imagination (2), comme celle de Bacon, avait deux visages, c'est-à-dire qu'elle était à la fois corporelle et spirituelle. Descartes a dit aussi que l'entendement et la volonté, ou les facultés qu'elles comprennent, sont étroitement unies et dans leur nature et dans leur action, et que c'est la volonté et non l'intellect qui juge et se détermine, opinion qu'il ne faisait que renouveler, disait-il, du stoïcien Epictète, et du peripatéticien Simplicius (3). Il est bien évident, en effet, qu'en nous les manifestations intellectuelles et morales ne sont jamais séparées, que c'est le sentiment qui en est la base et le commencement, que les idées ne viennent qu'après, qui l'analysent, et qu'il n'y a pas de pensée qui soit réellement et complétement indifférente à l'action. C'est là ce que Reid avait bien senti, ainsi que j'ai déjà eu occasion de le dire plusieurs fois, et il a commencé

---

(1) *De Animâ*, lib. III, cap. X, dans le tome I des OEuvres. — Voir aussi cap. VIII du même Livre.

(2) *De Animâ*, lib. III, cap. XI.

(3) Descartes, *De Mente humanâ*, edente Louis Delaforge. — Épictète, *Enchiridion*, art. 1, p. 13 du t. I de la traduction de Dacier, 2 vol. in-12, 1776. — Simplicius, *Commentaire sur cet article*, et *Dissertation sur la Liberté*, page 246 du tome II de la traduction de Dacier.

à exprimer cette union intime de l'entendement et
de la volonté, en montrant que non-seulement le
dessein et la délibération, mais encore l'attention,
qu'on rapportait d'ordinaire à l'entendement, ne
sont que des degrés des facultés actives. Ces rapports intimes de l'entendement et de la volonté, et
la dépendance où le premier est de la dernière, et
qu'un système doit nécessairement représenter, ces
rapports, dis-je, ont été bien mieux sentis et bien
mieux exprimés encore par Gall, et c'est là un des
principaux mérites de son système, ainsi que je
le dirai bientôt en en faisant l'examen critique.

TROISIÈME SECTION.

PARTIE APPLIQUÉE

DES

SYSTÈMES DE PSYCHOLOGIE,

OU

THÉORIE DE LA RAISON, DU LIBRE ARBITRE ET DE LA VOLONTÉ.

DANS ce qui précède, je viens d'examiner les systèmes de psychologie sous le rapport du nombre et de la qualité des faits qu'ils embrassent, et que représentent les différens genres de facultés qu'ils admettent; sous le rapport du caractère d'innéité et d'activité qu'ils accordent ou refusent aux facultés réellement primitives; sous le rapport enfin des relations qu'ils établissent entre les facultés morales et les facultés intellectuelles, et de la prééminence qu'ils donnent aux unes sur les autres. C'est là la partie théo-

rique et inappliquée de ces systèmes. Il me reste,
pour en compléter l'examen, à voir rapidement de
quelle manière ils ont déduit de leurs principes les
doctrines applicables aux divers intérêts de la société.
Je veux parler des doctrines de la raison, de la liberté et de la volonté; trois faces d'une même
puissance générale de l'intelligence, et qui demandent à être considerées ensemble, si l'on veut éviter,
autant que cela est dans la nature de ces matières,
les divagations et les erreurs qui abondent dans presque toutes les discussions sur ces points ardus de
psychologie. Il est évident, en effet, que l'homme
n'est un être moral et ne jouit d'un certain degré de
liberté que grâce à sa *raison;* que cette *raison* elle-
même est traduite et mesurée par le degré de *liberté*
de ses actions, et que la *volonté* éclairée, qui lui
fait préférer quelquefois le contraire de ce qu'il *désire* dans la violence des ses passions, n'aurait ni ce
caractère, ni cette puissance, sans la *raison* qui lui
donne un peu de *liberté.*

Or, sur cette question de la raison, du libre arbitre
et de la volonté, qui au fond, se réduit à ceci,
que tout le monde comprendra : si l'homme est
très-raisonnable et très-libre, ou si, au contraire, il
l'est très-peu ; sur cette question, dis-je, les philosophes se divisent en deux camps, dont l'un est pour
la liberté absolue et presque illimitée, et l'autre pour
la liberté infiniment restreinte, et presque pour la
nécessité; ce qui n'empêche pas qu'il n'y ait des moralistes qui ont vu la raison et la liberté ce qu'elles
sont : une chose réelle, mais limitée, incertaine et
flottante, suivant une multitude de motifs divers de
détermination.

Dans le camp des partisans d'une raison et d'une
liberté trop absolue, on compte, j'ai à peine besoin
de le dire, Platon, les Stoïciens, les Pères et les
Docteurs de l'Eglise, Descartes, Mallebranche,
Clarke, Cudworth, King, Leibnitz, Kant et son école,
et tous les partisans des idées et des principes innés,
tous les fauteurs de l'absolu, soit en idéologie, soit
en morale. Dans le camp opposé, nous retrouverons
surtout des philosophes tenant de plus ou moins
près aux doctrines du sensualisme, et, parmi eux
pourtant, quelques idéalistes. Ce seront, par exemple, Pyrrhon, Hobbes, Hume, Hartley, Priestley,
Charles Bonnet, d'Alembert, Hemsterhuis, Helvétius, le baron d'Holbach, et en général la plus grande
partie des philosophes français du dix-huitième siècle.
Enfin, entre les deux camps et parmi les philosophes
qui me semblent avoir le mieux vu ce que sont la
raison, la liberté, la volonté, leur nature, leurs
limites et leurs variations, je citerai Aristote. Bacon,
Locke, Collins, Bayle, s'Gravesande, Voltaire,
Maupertuis, Ferguson et les autres moralistes de
l'école écossaise, bien que ces derniers me paraissent avoir sur ce sujet des idées un peu trop re-
levées.

Je ferai remarquer toutefois que la même incertitude, la même extensibilité, qu'offre, dans la nature
et dans ses théories, la liberté morale, se retrouve,
la plupart du temps, dans les opinions des auteurs
qui en ont traité. Ainsi le fatalisme des Stoïciens ne
les empêchait pas d'accorder à l'homme, sur lui-
même, un empire démesuré et que personne ne lui
a plus accordé depuis eux ; ainsi le sensualisme d'A-
ristote n'a pas fait que ce philosophe ait apprécié, avec

moins de vérité, la liberté humaine (1) ; ainsi Epicure,
qui faisait encore une plus grande part aux sens,
était aussi stoïcien que Zénon, quand il sagissait du
libre arbitre et de la vertu (2) : et l'on retrouverait
des singularités, des incertitudes, des contradictions
du même genre dans Cicéron, Erasme, Bramhall,
King, Chub, Voltaire, Ch. Bonnet, d'Alembert, etc.
Cela tient, comme je le disais, à la nature de la
question, qui varie suivant même la disposition d'esprit où l'on se trouve en l'examinant, et qu'il est,
du reste, fort difficile d'envisager dans tout son ensemble.

En cherchant néanmoins à la ramener à ses plus
simples termes, en la dépouillant de toutes les questions accessoires, de toutes les considérations morales
et surtout théologiques qui l'obscurcissaient, ou ne
permettaient pas de la traiter avec indépendance, on
ne conçoit guère qu'elle ait pu être le sujet d'opinions, en apparence, aussi différentes, et d'aussi
étranges divagations. L'homme est un être essentiellement et spontanément actif, mais qui ne se détermine à agir que sur des motifs, et une action non
motivée, ou motivée seulement sur le désir de prouver son libre arbite, ne serait pas une preuve de li-

(1) Aristote, *Ethicor. Nicomach.*, lib. III, cap. IV, cap.
7; lib. VI, cap. II; lib. VII, cap. III, VII. — *Magnor Moral.*, lib. I, cap. XII, XIII, XIV, XV, XVI, XVII. — *Ethicor.
Eudem.* lib. V, cap. II, III.
(2) Épicure, voyez Diogène Laërce, lib. X, *Épicur. Me-
necœo.* — Gassendi, *De Moral. Philos. Épicuri animad-
vers.*, dans le t. III *Philosophiæ Epicuri.* — Lucrèce, *De
Rerum naturd*, lib. II, vers. 251 et sequ.

berté illimitée, ou de raison toute-puissante, mais serait tout simplement, comme dit Locke, un signe de folie. Dans tous les systèmes imaginables, il ne saurait donc être question d'une liberté absolue, et ces systèmes ne diffèrent entre eux que par les limites qu'ils assignent à cette liberté, c'est-à-dire pour la résultante des motifs d'action qu'il font entrer en ligne de compte ; c'est encore ici, comme on le voit, une affaire d'observation.

Or, cette observation, pour quiconque voudra la faire de bonne foi, sans orgueil, et sur soi-même afin d'être moins exposé à se tromper, cette observation montrera, jusqu'à l'évidence, que les motifs de détermination ou de volonté sont, pour ainsi dire, innombrables, et n'ont presque jamais été complétement envisagés dans les théories du libre arbitre. Elle fera comprendre que Hobbes ait pu dire que *la volonté n'est point une action volontaire* (1), et Hume, « que les déterminations et les actions humaines sont tout aussi nécessaires que les effets physiques, que souvent elle ont lieu en vertu de causes tellement nombreuses, et peuvent offrir en conséquence des combinaisons tellement diverses, que les lois en sont souvent impossibles à établir d'une manière précise, bien que ces lois n'en existent pas moins, et que la nécessité des effets n'en soit pas moins assurée (2). »

Que l'on se rappelle, en effet, toutes les causes, et même seulement tous les principes réellement distincts de nos déterminations et de nos actes, et, ef-

---

(1) Hobbes, *De la nature humaine,* chap. xii.
(2) Huitième Essai, *Sur la Liberté et la Nécessité.*

frayé de cette complexité de motifs, parmi lesquels
la volonté est souvent obligée de prendre un parti,
peu s'en faudra qu'au premier aspect on ne soit tenté
de désespérer de la raison et de la liberté humaines.
Ces principes d'action ne sont, de fait, autre chose
que les divers besoins, appétits, instincts, penchans, les divers sentimens, les diverses affections
et passions, les diverses aptitudes plus ou moins intellectuelles qui forment le fonds de notre nature affective et morale, et que Reid a cherché à ramener
à un certain nombre de principes distincts, ainsi que
nous verrons plus tard Gall le faire avec non moins
de succès. Mais ces appétits, penchans, affections,
passions, aptitudes, malgré cette réduction, n'en
sont pas moins distincts les uns des autres, soit par
le sentiment qui constitue chacun d'eux, soit par les
actes auxquels ils nous déterminent; et de plus ils
donnent lieu, en se combinant entre eux, à des sentimens nouveaux, qui ont aussi leur manière propre
de nous affecter, et surtout de nous porter à l'action.

Eh bien, qu'on se représente tous ces principes
pouvant agir, soit spontanément en vertu de leur nature propre qui s'éveille et se porte en avant d'elle-
même, soit par suite de l'influence réciproque des
uns sur les autres; mais le plus souvent excités par
l'action des sens, par celle même des viscères dont le
jeu, tout organique, n'apporte pourtant à notre moi
aucune perception. Qu'on se retrace encore ces appétits, ces sentimens, ces passions modifiés par le
climat, les institutions politiques, l'éducation; par
ces dispositions générales et chroniques de notre organisation qu'on a nommées tempéramens; par certains états généraux aussi, mais instantanés, aigus,

tels que l'état de réfection ou de jeûne, l'ivresse, une gêne corporelle, toutes les maladies, enfin par une certaine disposition joyeuse ou triste, souvent inexplicable, qui influe sur toutes nos déterminations, sur tous nos actes ; disposition qui n'avait point échappé à Descartes (1), et qui a porté Reid à admettre la *disposition* parmi les facultés actives de son système. Qu'on se dise bien, enfin, que plusieurs de ces principes de détermination, si divers et souvent si opposés, peuvent agir et agissent en effet à la fois, et cela non-seulement chez les hommes de peu de raison et de beaucoup d'instinct, mais chez les intelligences tout à la fois les plus cultivées et les plus morales ; et qu'on se demande alors si les théologiens n'ont pas eu raison de chercher, dans la grâce seule, un recours contre les vicieuses nécessités de notre nature, et contre les éternels châtimens que leur réservait, de par le ciel, une théorie, du reste, manifestement contradictoire.

Toutefois, n'exagérons rien, et sans partager, avec la philosophie de l'entendement pur, les illusions d'une liberté trop absolue, ne croyons point, avec les partisans de la nécessité, qu'il faille mettre au même niveau l'homme qui sent, se détermine et agit, et la pierre qui tombe d'une vitesse mathématiquement proportionnelle au temps. Cherchons plutôt à nous reconnaître au milieu de tous ces liens qui embarrassent sans doute la raison et la liberté humaines, mais qui aussi les dirigent et les retiennent, et sachons trouver, dans l'appréciation des motifs de

---

(1) *Passiones animæ*, Pars Secunda, p. 26.

nos déterminations et de nos actes, les moyens de montrer que, comme l'a dit Hume lui même (1), il y a, dans toutes les divergences d'opinion sur la liberté morale, plutôt des disputes de mots que des dissidences de fonds.

Tous les principes de détermination, que j'ai énumérés plus haut avec assez de détails, peuvent se diviser en principes d'égoisme et principes de bienveillance générale. C'est l'âme concupiscible et irascible et l'âme raisonnable, c'est l'âme inférieure et l'âme supérieure, la chair et l'esprit, l'appétit et la raison, la passion et la vertu, l'amour de soi et la charité, ou plutôt tous les principes distincts d'action, qui peuvent se rapporter à ces diverses dichotomies physiologiques, philosophiques et théologiques.

Il est assurément incontestable que nous sommes plus invinciblement entraînés, que nous agissons moins librement, avec moins de temps pour nous reconnaître, pour peser les motifs réels de nos actions, leur résultat à venir, lorsque nous nous déterminons en vertu des principes inférieurs d'action ou des affections égoïstes, que dans le cas où nous sommes mus par les affections bienveillantes ou supérieures, ou intelligentes, par la prudence, le sens moral, la raison. Mais il est également irréfragable, d'après les travaux même de l'école écossaise, que nous n'agissons jamais que par suite d'un sentiment intérieur de bien-être, ou, si l'on veut, d'un sentiment d'inquiétude, de désir, qui appelle ce bien-être; et cela, aussi bien dans l'action du sens

_____

(1) Huitième Essai.

moral que dans celle de la faim et de la soif. Il faut
donc reconnaître que, dans le cas où les affections
supérieures, bienveillantes, raisonnables, ou, si l'on
veut, les facultés qu'elles supposent, sont naturellement très-développées, ou accidentellement excitées avec beaucoup de force, elles peuvent nous
entraîner avec presque autant de violence que le
font les affections inférieures ou égoïstes, et, par
conséquent, ne pas nous laisser un beaucoup plus
grand degré de liberté que ces dernières ; et c'est ce
qui a lieu, en effet, chez les hommes essentiellement bienveillans, comme chez ceux qui sont réellement, et par droit de naissance, artistes, poëtes,
savans, philosophes. D'ordinaire on ne tient pas
compte de ces derniers faits pour la question de la
liberté, parce que de pareilles dispositions ou de pareilles actions sont utiles à la société, ou au moins
ne lui nuisent pas, tandis que l'action des affections
inférieures non-seulement ne lui sert à rien, mais,
la plupart du temps, lui est préjudiciable. Mais, il
n'en reste pas moins prouvé que, dans la pratique
des affections bienveillantes, comme dans celle des
affections égoïstes ou des appétits, nous n'agissons
jamais que d'après des impulsions ou des motifs internes souvent très-impétueux, et qui peuvent, dans l'un
et dans l'autre cas, se ramener à la formule générale
du plaisir que nous avons à agir, soit dans le bien,
soit dans le mal ; ce qui faisait dire à Bacon, que le
plaisir et la douleur sont aux affections en général,
ce que la lumière est aux couleurs (1).

_____

(1) *De Dignitate et Augmentis Scientiarum*, l. VII,
c. III.

Or, les philosophes de la première classe, les Platon, les Descartes, les Cudworth, les Clarke, les Leibnitz, les Kant, qui ont attribué à l'homme une raison et une liberté beaucoup trop absolues, ont commis cette double erreur : d'une part, de négliger presque complétement, dans l'appréciation du libre arbitre, c'est-à-dire des motifs de détermination, toutes les affections inférieures, soit intéressées, soit malveillantes, les passions, les appétits, les besoins; d'autre part, de ne pas voir que les affections supérieures elles-mêmes, ou les affections bienveillantes, quoique un peu plus libres que les précédentes, ne sont pourtant guère plus désintéressées, et c'est ainsi qu'ils ont confondu, sous le nom de vertu, la bienveillance générale avec la raison et la liberté. Ces philosophes ont fait pour cette partie de la morale appliquée, ce qu'ils avaient fait pour l'étude théorique des facultés ; ils n'ont envisagé que le côté tout à fait intellectuel, calme, indifférent de la pensée, la raison dans toute sa pureté, et ils ont déduit de cette considération incomplète des conséquences erronées, qui peuvent, il faut le reconnaître, donner lieu à des préceptes de morale dont la trop grande sublimité est le seul défaut, mais qui, appliquées à la législation divine et humaine, condamneraient inévitablement au feu éternel ou au lacet du bourreau, les neuf dixièmes du genre humain.

Si, dans cette théorie trop élevée et trop absolue de la liberté, il n'y avait que péché d'omission, relativement à l'appréciation des motifs de nos déterminations et de nos actes, dans la théorie opposée, qui consiste à voir dans l'homme ce qu'on appelait jadis un agent nécessaire, ou plutôt nécessité, il doit y avoir

le vice contraire, un vice d'exagération ; mais il y existe, en outre, ce me semble, un abus de langage. Il est hors de doute, en effet, que nous n'agissons jamais sans un motif quelconque, et cette proposition est triviale de verité ; les plus déterminés partisans de la liberté absolue n'ont jamais prétendu le contraire, et , suivant Leibnitz lui-même : « la volonté con-
» séquente, finale et décisive, résulte du conflit de
» toutes les volontés antécédentes, tant de celles qui
» tendent vers le bien, que de celles qui repous-
» sent le mal , et c'est du concours de toutes ces vo-
» lontés particulières, que vient la volonté totale (1). »
Mais cette volonté définitive , résultante d'un certain nombre de volontés ou de volitions partielles, cette nécessité d'une détermination motivée, ne saurait anéantir le peu de libre arbitre dont nous jouissons ; ils l'établissent, au contraire, et l'on ne comprend rien de pareil à cette liberté dans la chute d'une pierre, dans la courbe d'un astre, dans les mouvemens organiques et involontaires de tous les animaux et de l'homme lui-même. Il est certain que nous pouvons, dans un grand nombre de cas, revenir sur une détermination, suspendre un mouvement commencé, même quand il est relatif aux affections les plus basses, aux instincts les plus grossiers. En outre, on ne saurait nier que, dans la lutte des passions avec la raison, des appétits avec le sens moral, ce pouvoir ne s'étende encore assez loin, et que ce triomphe de la volonté ne puisse mériter le nom de vertu sous lequel on le désigne. La liberté ne consiste pas seu-

_____

(1) Leibnitz , _Théodicée_, Paris, 1710, p. 147.

lement à agir, comme l'ont dit Voltaire (1), Charles Bonnet (2), et beaucoup d'autres philosophes,
mais elle consiste à vouloir, comme l'a mieux exprimé
Collins (3). L'homme moral est donc quelque chose
de plus que cette balance dont parle ce dernier, qui,
*ayant la conscience de ses mouvemens, s'imaginerait
être libre, quand un nouveau poids viendrait à rompre
l'équilibre de ses plateaux* (4); et pour que la doctrine de la nécessité, appliquée à l'appréciation des
fautes, ne conduise pas à des conséquences funestes,
quoique opposées à celle de la doctrine contraire,
c'est-à-dire à une impunité presque entière des délits
et des crimes, il a fallu qu'on y regardât les châtimens
comme un motif suffisant d'action en sens opposé
pour les coupables, ou pour ceux qui seraient tentés
de le devenir. C'est ce qui faisait dire à d'Alembert,
que « fussions-nous assujettis, dans nos actions, à
une puissance supérieure et nécessaire, les lois et les
peines qu'elles imposent n'en seraient pas moins utiles au bien physique de la société, comme un moyen
efficace de conduire les hommes par la crainte, et de
donner, pour ainsi dire, l'impulsion à la machine (5). »

_____

(1) *Traité de métaphysique*, 1734, chap. VII.
(2) OEuvres de Bonnet, in-4°, 1782, *Essai analytique
sur les facultés de l'âme*, ch. XII, p. 87, dans le t. VI.
(3) *Recherches philosophiques sur la liberté de l'homme.*
(4) Cicéron avait déjà eu l'idée de cette comparaison.
Voici ce qu'il dit, au chap. 12 du livre IV des questions
académiques : « *Ut enim necesse est lancem in librâ, pon-
deribus impositis, deprimi, sic animum perspicuis cedere.* »
(5) *Élémens de philosophie.* — Ferguson est de l'avis de

Mais, si la doctrine d'une *liberté nécessaire* découle surtout des principes du sensualisme, elle est loin de ne pas pouvoir se rattacher à la théorie plus vraie des facultés innées. Cette dernière, au contraire, en montrant que les impressions venues du dehors ne sont pas les seules sources de nos déterminations, mais que nos impulsions affectives et instinctives y ont une plus grande part encore, ne ferait que donner à la liberté de nouvelles entraves, si elle ne montrait pas, en même temps, qu'il y a, dans le haut de notre pensée, des facultés affectives et intellectuelles, également innées, un sens de l'intérêt bien entendu un sens du devoir, les vertus intellectuelles d'Aristote (1) et d'autres anciens philosophes, qui contre-balancent et subjuguent l'impulsion des facultés inférieures, soit intéressées, soit même bienveillantes ; ce qui n'est, au reste, qu'une expression scientifique du fait même de notre liberté. Aussi, les philosophes qui ont vu la chose sous ce point de vue, ont-ils grand soin d'ajouter, que ce n'est ni à toutes les époques de sa vie, ni dans toutes les conditions de son intelligence, souvent si débile et si peu développée, que l'homme jouit du degré de liberté qui lui est départi ; et Reid lui-même, séparant la volonté du libre arbitre, répète, à plusieurs reprises, que l'homme

---

d'Alembert, bien qu'il croie la liberté morale plus réelle et plus étendue que ne la supposait le célèbre encyclopédiste. (*Principles of moral and political science*, tome i, p. 155.

(1) Aristote, *Ethicor. ad Eudem.* lib. v, cap. iii, dans le tome ii des OEuvres. — *Ethicor. Magnor.*, lib. i, cap. v, *ibid.*

est un agent volontaire, longtemps avant d'être un
agent raisonnable, moral et vertueux.

Les applications sociales, auxquelles se rattachent
la partie pratique de la philosophie, sont relatives,
ainsi que je l'ai déjà dit souvent, à l'éducation, aux
rapports des hommes entre eux, aux lois civiles et
criminelles, aux institutions politiques, à l'art journa-
lier du gouvernement. La nature de cet ouvrage ne
comporte, comme on le sent bien, aucun détail sur
ces différens points de psychologie appliquée ; et je
me borne, comme exemple, à montrer, en peu de
mots, que, relativement au premier d'entre eux, l'é-
ducation, les principes opposés de l'idéalisme et du
sensualisme, ou, si l'on veut, des idées innées et de
la table rase, conduisent aux mêmes erreurs. Que
l'on admette, en effet, chez tous les hommes, les mêmes idées, les mêmes principes innés, ou bien, que
l'on suppose l'esprit de chacun d'eux également vide
à sa naissance, il est évident que l'éducation, dans
l'un et dans l'autre cas, devra être toute-puissante,
et que, si elle est la même, elle devra donner les
mêmes résultats ; et c'est là, en effet, ce qu'on dit
plus ou moins explicitement, bien qu'en se contredisant plus d'une fois, Platon et Descartes, aussi bien
qu'Aristote et Helvétius. Rousseau, lui-même, qui
était loin de partager toutes les exagérations du sensualisme, n'a pourtant appliqué à l'éducation, dans
son Emile, que la philosophie des sens et de l'intérêt
personnel ; il ne s'y occupe, en aucune façon, des
aptitudes naturelles, et il ne saurait s'en occuper,
puisqu'il n'en admet pas. Basedow avait mieux vu,
quand il voulait qu'on appropriât la méthode d'en-
seignement au caractère général de la jeunesse, sans

doute, mais aussi aux capacités ou dispositions individuelles de l'élève en particulier (1). S'il est en effet, à mes yeux, comme aux yeux, je crois, de tous
ceux qui aiment à suivre le mouvement de la science
et des esprits, un énoncé psychologique en contradiction manifeste avec la vérité, c'est bien celui de
l'égalité morale et intellectuelle des hommes, et de
la toute-puissance de l'éducation. J'ai, du reste,
montré longuement, au chapitre de l'innéité des facultés, que cette erreur, loin d'avoir été générale,
avait toujours été, au contraire, plus ou moins formellement repoussée par le plus grand nombre des
philosophes. Mais, c'est dans le livre de Gall qu'elle
a été combattue avec le plus de force et de succès,
parce qu'elle l'y a été par la logique des faits. C'est
là ce qui va résulter de l'examen de son système ; le
moment est venu de m'y livrer, et de répondre à la
première des deux questions qui font le titre de cet
ouvrage : *Qu'est-ce que la Phrénologie ?*

---

(1) Basedow. *Philalethie.* — Buhle, *Histoire de la Philosophie Moderne*, traduction de Jourdan. Paris, 1816, tome
vi, p. 414.

DEUXIÈME PARTIE.

EXAMEN

DE LA SIGNIFICATION ET DE LA VALEUR DU SYSTÈME
DE **GALL** EN PARTICULIER,

OÙ

RÉPONSE A CETTE QUESTION :

QU'EST-CE QUE LA PHRÉNOLOGIE ?

———

La phrénologie, c'est le besoin de prouver que tout ce qui s'est fait, depuis deux mille ans, en anatomie, en physiologie et en pathologie cérébrale, n'a pas été complétement inutile pour les rapports à établir entre la matière et l'esprit, le corps et la pensée. C'est le désir de faire servir les dispositions anatomiques et les manifestations physiologiques de l'encéphale, à l'explication des faits psychologiques. C'est le dernier mot de ceux qui, après avoir inutilement creusé cette mine, se sont vus forcés de revenir au tuf, de s'en tenir à l'écorce des choses, ne pouvant en pénétrer le fond, et de substituer à un doute qui leur pesait, une croyance, non moins lourde peut-être, mais qui mît un terme à de vaines investigations.

La phrénologie, car tout ceci n'est pas une définition, la phrénologie est une nouvelle doctrine de l'homme moral, qui croit pouvoir rendre raison, non-seulement des principales divisions de l'intelligence, mais encore de la plupart de ses détails, par les dispositions anatomiques de l'encéphale, et plus spécialement par les formes géographiques de sa surface, c'est-à-dire par l'étendue comparative de ses circonvolutions. Elle croit que le fond de la pensée humaine, ses facultés réellement primitives et innées, ce sont ces instincts, ces penchans, ces aptitudes naturelles qui sont la source de nos goûts, de nos passions, et les premiers mobiles de nos déterminations et de nos actes; penchans et aptitudes qui reçoivent leurs matériaux des sens, soit externes, soit internes, et les mettent en œuvre au moyen de ce que la philosophie des écoles appelle les facultés intellectuelles par excellence, et qu'elle réunit sous le titre commun d'entendement. Ces dernières ne seraient, de cette façon, que des manières d'être des vraies facultés, ou des modes de leur action; et celles-ci, non-seulement la phrénologie pense en avoir déterminé les attributions particulières, les tendances et presque le nombre, mais elle s'imagine pouvoir assigner à chacune d'elles, dans le cerveau, un organe spécial.

Rappellerai-je que Gall est l'inventeur de la phrénologie, qu'il ne voulait pourtant pas qu'on appelât de ce nom; que Spurzheim, son disciple, son aide et son continuateur, s'il n'est pas l'auteur de la science, lui a au moins donné son titre, et y a ajouté des développemens utiles et des rectifications importantes ? Dirai-je que, Gall et Spurzheim morts, il y a maintenant en Angleterre, en France, en Amérique et jusque dans l'Inde, une foule de phrénologistes, isolés, ou réunis en société comme les organes cérébraux, qui cultivent leur science chacun à sa manière, ajoutant, retranchant à l'édifice de leurs maîtres, et ne respectant pas toujours les *bases immuables* sur lesquelles ces deux philosophes croyaient bien l'avoir assis ? Ajouterai-je que cette science, dont Gall est bien véritablement l'inventeur, cette polysection de l'encéphale en organes affectés à des facultés primordiales et distinctes l'une de l'autre, Gall lui-même avait reconnu qu'on pouvait en trouver le germe, mais un germe fort peu développé, dans les ouvrages de philosophes et de médecins, fort antérieurs à son époque, et parmi lesquels il citait, en extrayant leurs opinions (1), Carpus, Grégoire de Nice, Albert-le-grand, Mundi de Luzzi, Servetto, Pierre de Montagnana, Lodovico Dolce, Willis, Vieussens, etc.... ; liste déjà fort longue, mais à laquelle il serait néanmoins possible d'ajouter quelques noms aussi célèbres, tels que ceux de Galien (2), de saint-Augustin (3), de saint-Thomas,

---

(1) Gall, *Sur les fonctions du Cerveau*, in-8°, t. II, p. 350 et suiv.

(2) Galien, *De oculis*, partie II, cap. II.

(3) Saint-Augustin, *De Spiritu et Animá*.

de Duns-Scott (1), de Duncan (2), etc ,..... dont
l'autorité donnerait plus de valeur à son idée , en y
attachant , pour ainsi dire , l'assentiment ou plutôt la
prévision du passé.

Il n'y a rien dans tout cela qui ne soit fort connu,
et je ne veux en relever que ceci : c'est que le système de Gall se présente assurément comme le système le plus complet qu'il y ait jamais eu en psychologie , puisqu'il embrasse non-seulement tout
l'ensemble des faits et des pouvoirs intellectuels et
moraux , et leurs rapports de toute sorte , mais qu'il
traite encore de l'organe ou de la condition matérielle de la pensée ; et qu'enfin il renouvelle , quoique sur des bases bien différentes , les prétentions
des physiognomonistes , celles de donner les moyens
de reconnaître par l'extérieur et avant qu'elles se
produisent , les manifestations intellectuelles. Il ne
manquerait plus à ce système psysiologico-psycholo-
gique , pour être tout à fait complet , que de traiter
du mode d'action du cerveau dans la production des
faits intellectuels et moraux , c'est-à-dire d'*expliquer le mécanisme de la pensée* par l'hypothèse moderne de l'*électrisation* ou de l'*électromagnétisation*
de la masse encéphalique.

Dans les ouvrages de Gall et de Spurzheim , l'exposé
de la doctrine commence ordinairement par celui du
cerveau , considéré , comme dit Gall , en tant qu'or-

---

(1) Vesale, *De corporis humani fabricâ*. Lib. ı, cap. ı,
p. 772, 773, 774.
(2) Duncan, *Explication nouvelle et mécanique des actions
animales*, 1678, ch. xvııı, xıx, xx, xxı.

gane de l'âme. C'est là, sans doute, une marche
éminemment physiologique, mais que je ne suivrai
pourtant pas, par deux raisons : la première, c'est
que la psychologie de ce système est une suite immédiatement nécessaire à la première partie de ce
travail dans laquelle j'ai examiné, d'une manière générale, la signification et la valeur des systèmes de
psychologie; la seconde, c'est que non-seulement
sous le rapport psychologique, mais même sous le
rapport physiologique, il est à peu près indifférent
de commencer l'exposition d'un système de physiologie intellectuelle, par l'organe ou par la fonction,
attendu que, jusqu'à présent au moins, il n'y a que
peu de rapports à établir entre l'un et l'autre, et que
la plus grande utilité qu'il puisse y avoir à traiter du
cerveau et des organes sensoriaux, avant de parler
de leurs fonctions, c'est-à-dire de la psychologie,
c'est de fournir à l'esprit, par le moyen des sens,
des signes tout matériels, pour l'intelligence de la partie
de cette science qui a trait au sentiment externe et
au mouvement.

Je rapporterai donc l'examen du système de Gall
ou plutôt de la Phrénologie, à deux questions fondamentales, celle des facultés, celle des organes;
questions que cette science affecte de confondre,
mais qui sont essentiellement distinctes l'une de
l'autre, ainsi que je le montrerai ailleurs, et ces
questions, les voici :

1° Quels sont la signification, la valeur et le degré d'originalité de la phrénologie, considérée soit
en elle-même, soit relativement aux systèmes antérieurs, à ceux surtout qui ont marché dans la même
voie qu'elle?

2° Le cerveau, en tant qu'organe général de la pensée, comprend-il et devrait-il comprendre autant d'organes particuliers qu'il y aurait de facultés primordiales démontrées; ou bien pense-t-il de masse dans l'exercice de chacune de ses facultés?

Je n'ai, comme je l'ai dit, à discuter ici que le premier de ces problèmes. Je renverrai le second à un ouvrage qui fera suite à celui-ci, et dans lequel j'examinerai le cerveau comme organe de la pensée, non pas seulement d'après les idées de Gall, mais d'après celles de tous les physiologistes dont les opinions ont quelque autorité en ces matières, enfin d'après mes recherches particulières et ma propre manière de voir (1).

---

(1) Voyez déjà : F. Lélut, *Observation de manie, chez un auteur de Mélodrames* (Journal Hebdomadaire, mars 1830); — *Examen anatomique de l'Encéphale des suppliciés* (Journal des Progrès, juin 1830, et *Journal Universel et Hebdomadaire*, avril 1831);—*Examen comparatif de la longueur et de la largeur du Crâne chez les voleurs homicides* (Journal Universel et Hebdomadaire, janvier 1831); — *De la Spécialité organique, considérée dans les fonctions intellectuelles du corps humain* (Gazette Médicale, novembre 1834).

PREMIÈRE SECTION.

PARTIE THÉORIQUE DU SYSTÈME DE GALL ET DE LA PHRÉNOLOGIE.

CHAPITRE PREMIER.

Des Facultés en général, et de la Volonté et de l'Entendement.

L'HOMME ne vit point pour faire usage de son attention, de sa mémoire, de son jugement, de son imagination; mais il fait usage de tout cela pour vivre, c'est-à-dire pour obéir, par ses déterminations et par ses actes, aux impulsions de sa nature affective, ou, en d'autres termes, aux impulsions de ses besoins et de ses penchans, dont les désirs et les passions ne sont que l'expression graduée. Les hautes facultés intellectuelles ne sont non plus que des instrumens internes de ces penchans, comme les sens en sont des instrumens externes, et, dans la division psychologique des écoles, ce n'est plus l'entendement, mais la volonté qui doit marcher en première ligne, comme la morale doit devenir tout à la fois le point de départ et le but de la philosophie.

Entendement et volonté, ce sont là, en effet, les deux chefs auxquels on a rapporté, de tout temps, d'une manière plus ou moins explicite, tous les phénomènes de l'intelligence humaine, les catégories qu'on en a formées, les lois de leur production, et les facultés dont on les a regardés comme les effets. L'entendement était le domaine exclusif de la métaphysique et d'une partie de la logique. La volonté était le champ qui cultivait exclusivement la morale.

Pour établir une distinction aussi tranchée entre ces deux points de vue de l'intelligence, il avait fallu que l'on fît un emploi bien étendu et bien abusif d'une des facultés de cette même intelligence, celle d'abstraire. Les faits psychologiques, qui sont du domaine de la volonté et de l'entendement, ne sont pas isolés dans la nature, comme pour la facilité de leur étude, on les a isolés dans les livres de morale et de métaphysique. On ne pense point, d'une part des sentimens, d'autre part des idées. Mais on éprouve ou l'on crée des sentimens plus ou moins vastes, plus ou moins arrêtés, des sensations plus ou moins complexes, et ces sentimens, ces sensations, lorsqu'on les analyse par le secours de la réflexion et de l'imagination, et qu'on les fixe au moyen des signes, c'est-à-dire par la parole et par

l'écriture, ces sentimens se subdivisent en idées, qui
ne sont, pour ainsi dire, que leur monnaie, c'est-
à-dire leurs diverses parties ou leurs diverses faces.

Si donc, pour rendre l'étude plus facile, et l'a-
nalyse plus complète, on a néanmoins maintenu
cette distinction des faits intellectuels, en faits idéo-
logiques dont le caractère général est l'état d'indifférence morale, et en faits moraux dont le type commun, au contraire, est un mode de plaisir ou de
douleur, il ne faut pas oublier que les manifestations
psychologiques primordiales et genératrices, ce sont
ces derniers faits, c'est le sentiment, malgré tout ce
qu'il a de vague et d'indéterminé ; et c'est de cette
vérité qu'il faut partir pour l'établissement des facultés que supposent les deux ordres de faits qui forment le domaine de la psychologie, besoins, désirs
et passions., sensations, idées et jugemens. Mais
quelles seront ces facultés? A quels caractères les
reconnaître ? Quel ressort, et, pour ainsi dire,
quelle juridiction leur donner ?

Pour qu'une faculté soit réellement distincte et
primordiale, il faut qu'elle réunisse les conditions
suivantes, que j'extrais textuellement de l'ouvrage
de Spurzheim sur la phrénologie, et qui sont en
harmonie avec celles que présentent les fonctions,
ou plutôt les facultés de la partie plus spécialement
physique de l'organisme. « 1º Elle existera dans
telle espèce d'animaux, et non pas dans telle autre.
2º Elle variera dans les deux sexes de la même espèce.
3º Elle ne sera pas proportionnée aux autres facultés
du même individu. 4º Elle ne se manifestera pas
simultanément avec les autres facultés, c'est-à-dire
qu'elle paraîtra, ou disparaîtra plus tôt ou plus tard.

5° Elle pourra agir ou se reposer seule. 6° Elle pourra être propagée seule et d'une manière distincte, des pères aux enfans. 7° Elle pourra conserver seule son état de santé, ou tomber malade. » En outre, ces facultés, telles que l'observation et l'induction les feront concevoir et établir, devront pouvoir rallier à elles, non-seulement tous les faits primitifs et immédiats de l'intelligence, sensations et idées, penchans et désirs, mais ses modes affectifs complexes, les passions, les talens, les vertus, les vices, ses modes affectifs généraux, le plaisir et la douleur, ses modes intellectuels proprement dits, l'attention, la mémoire, l'imagination, le jugement, etc...; et de leur ensemble systématique devra sortir, enfin, une théorie plus rationnelle et plus applicable des questions de philosophie pratique, telles que celles de la raison, du libre arbitre, de l'éducation, des délits et des peines.

C'est à peu près ainsi que la phrénologie comprend l'établissement des facultés primordiales, ou la systématisation des faits et des modes divers de la pensée. Les facultés qu'elle reconnaît, désignées primitivement par Gall sous les noms variables d'instincts, de penchans, d'aptitudes, de sens même, ont enfin été classées, d'une manière plus précise, par Spurzheim, en deux ordres, dont le *premier*, l'ordre des *facultés affectives*, communes, pour la plupart, aux animaux et à l'homme, se divise en deux genres les *penchans* et les *sentimens;* tandis que le *second ordre*, celui des *facultés intellectuelles* proprement dites, dont quelques-unes se retrouvent encore dans les animaux, comprend, dans un *premier genre* les *facultés immédiates* des *sens exté-*

rieurs, dans un *second* les *facultés perceptives médiates*. dans un *troisième* et dernier les *facultés réflectives*, qui forment l'apanage exclusif, et comme le couronnement de l'intelligence humaine.

CHAPITRE II.

Des facultés primordiales en particulier.

ORDRE PREMIER.

FACULTÉS AFFECTIVES.

GENRE I. — Besoins et penchans.

Gall avait fait commencer la physiologie intellectuelle du cerveau à l'amour physique ou instinct de la propagation, qui est, tout à la fois, un besoin, un penchant et un sentiment, et, dans sa localisation cérébrale, il lui avait donné un siége tout à fait à part, une partie aussi complétement isolée que possible dans l'encéphale, le cervelet. Mais il n'était pas descendu plus bas, et il n'avait pas cru devoir regarder comme le résultat de l'exercice de facultés mentales primitives, ou celui de l'action immédiate du cerveau proprement dit, les besoins tout physiques, mais dont la satisfaction a lieu pourtant avec conscience, et avec plaisir ou douleur, tels que les besoins de la faim et de la soif, celui des exonérations, celui de la respiration.

Pourtant ce que Gall n'avait pas jugé convenable de faire, ses successeurs l'ont commencé. Spurzheim a admis une faculté et un organe de l'alimentivité, pour représenter, parmi les facultés primordiales et les organes cérébraux, les besoins de la faim et de la soif; et, avant de mourir, il a, de même, proposé une faculté et un organe de l'amour de la vie. Des phrénologistes plus avancés parlent, depuis peu, d'une faculté respiratoire, et assurément ils ne s'en tiendront pas là. Il leur faudra descendre jusqu'au rectum et à la vessie, ne pas oublier le mouvement musculaire; et ainsi se trouvera reproduite et complétée la classe des instincts mécaniques de Reimarus, et celle des principes mécaniques d'action de Reid.

Quoi qu'il en soit, le premier des instincts reconnus par Gall est celui de l'*amour physique*, ou le penchant au rapprochement des sexes, l'*amativité* de Spurzheim, qui est tout à la fois un besoin et un penchant. Il tient des besoins par son irrésistibilité, dans certains cas presque complète, et par sa satisfaction au moyen d'un appareil extérieur au système nerveux central, l'appareil génital, qui est, en même temps, pour lui, un moyen de stimulation, et un lieu où sont rapportées ses impressions physiques. Il a cela de commun avec les penchans, qu'il est, beaucoup plus que les besoins, soumis à l'empire de la volonté; qu'il tient, par une foule de points, à tous les autres penchans, à tous les autres sentimens, à toutes les facultés intellectuelles, même les plus élevées; et qu'il peut, en mettant en jeu ces dernières,

en s'intellectualisant pour ainsi dire, donner lieu à
des résultats psychologiques, qui ne peuvent, en aucune manière, être comparés aux résultats même les
plus intellectuels de l'action des autres besoins, tels
que la faim, la soif, le besoin des exonérations, de la
respiration, etc...

On pourrait regarder encore l'amour de la progéniture, au moins dans les femelles ou les mères, comme
un besoin, autant que comme un penchant, et cet instinct, en quelque sorte mixte, aurait, je ne dis pas
pour organe, je ne dis pas pour siége, mais pour
appareil extérieur, et appareil extérieur tempo-
raire, les mamelles pendant la durée de l'allaitement.
Il tiendrait ainsi le milieu entre l'amour physique et
les autres penchans de la phrénologie.

Quant à ces derniers, leurs caractères communs
sont l'absence d'un appareil extérieur propre à
chacun d'eux, et un certain degré de connaissance
et de volonté dans leurs actes, connaissance et volonté que Gall leur attribue, mais que Spurzheim,
par une analyse plus subtile, si elle n'est pas plus
exacte, rapporte aux facultés intellectuelles, les facultés affectives étant, suivant lui, tout à fait aveugles et irrésistibles.

Les moyens généraux d'action des penchans sont
l'expression des yeux et de la physionomie, l'atti-
tude, le geste, la voix et la parole, enfin tous les
mouvemens musculaires que provoque la volonté
vers le but auquel nous porte chacun d'eux.

Du reste, les penchans ou les instincts admis par
Gall et par Spurzheim, facultés ,comme je l'ai déjà
dit, communes aux animaux et à l'homme, sont
les suivans.

1º L'*instinct* de la *propagation*, ou *amativité*, dont le but est la conservation de l'espèce, et qui était représenté, dans le langage ordinaire, par le besoin et la passion de l'amour, considérés sous tous leurs aspects, dans tous leurs degrés et dans tous leurs écarts.

2º L'*amour de la progéniture* ou des enfans, ou *philogéniture*, ayant aussi pour but la conservation de l'espèce, et qui avait pour types anciens, l'amour des parens pour leurs enfans, et spécialement le sentiment, si irrésistible et si universellement reconnu, de l'amour maternel.

3º Et suivant Spurzheim seulement, l'*habitativité*, qui aurait pour but, en attachant telle espèce animale à tel ou tel lieu, de faire que toute la terre soit habitée; dont l'amour de la patrie tirerait une partie de sa force, et qui se retrouve dans l'*amour du pays natal*, dans la *nostalgie*, etc.

4º Le sens de l'*attachement*, de l'amitié, ou l'*affectionivité*, dont le but serait le mariage, l'état social, l'esprit de patriotisme, et qui, dans l'ancienne morale, avait son type dans l'amitié et dans tous les sentimens qui en sont des modes ou des résultats.

5º L'*instinct* de la *défense de soi-même*, l'amour de la *rixe*, des combats, le sens du *courage*, la *combativité*, dont le but est la conservation, la défense de l'individu, et qui était représenté, dans l'ancien domaine des passions, par celle du courage, sous quelques noms qu'elle se présentât;

6º L'*instinct carnassier*, le sens du meurtre, de la destruction, la *destructivité*, dont le but est bien véritablement la destruction, mais dont l'utilité pour l'espèce est sa nourriture et sa défense, et qui avait pour types anciennement connus les impulsions aveugles aux grands crimes, le meurtre, l'assassinat, l'incendie, qu'ils fussent provoqués ou non par les passions essentiellement destructives de la colère, de la vengeance, de la haine, ou bien qu'ils fussent commis dans le but de s'approprier le bien d'autrui ;

7° L'*instinct* de la *ruse*, l'amour du secret, la *secrétivité*, dont le nom indique assez le but, les moyens et les types que pouvaient lui fournir, dans l'ancienne manière de voir, l'hypocrisie, le mensonge, la fraude, etc., etc. ;

8° L'*instinct* de la *propriété*, du *vol*, le sens de la *convoitivité* ou *acquisivité*, faculté qui est un des pivots de l'état social, et dont le type se trouve et se modifie, suivant l'ancienne théorie des passions et de la volonté, dans l'égoïsme, dans l'amour de son propre avoir et la convoitise de celui des autres, dans l'avarice, la passion du jeu, etc. ;

9° Le sens de la *construction* ou des *mécaniques*, la *constructivité*, placée par Spurzheim seul parmi les penchans ; dont le but est la conservation ou le mieux être de l'espèce, à qui elle donne le moyen de se construire une habitation, de la pourvoir d'instrumens et de meubles utiles ou agréables, et qui rallie à elle tout ce que, dans l'ancienne manière de parler, on rapportait au génie de la mécanique, aux arts industriels, à la fabrication, etc.

Il ne sera pas sans intérêt de remarquer l'artifice qui a présidé à la formation de ce premier genre des facultés affectives, les penchans. Pour le composer, Gall a pris, soit chez les animaux, soit chez l'homme,

des instincts, des sentimens tellement passionnés et
irrésistibles, que, sous ce rapport, ce sont de vrais
besoins ; tels sont l'amour physique et l'amour maternel (instinct de la propagation ou amativité, amour
de la progéniture ou philogéniture) ; ou il a pris des
sentimens, des passions qui avaient, depuis longtemps, une place et un nom dans la psychologie, tels
que l'amitié, le courage, l'avarice, la ruse (amitié
ou affectionivité, rixe ou combativité, instinct de la
propriété ou acquisivité, ruse ou secrétivité) ; ou
enfin il a pris certaines dispositions naturelles à com-
mettre de grands crimes, comme le vol, le meurtre,
l'incendie (penchant au vol ou acquisivité, meurtre ou
destructivité). A ces matériaux, Spurzheim a ajouté
une vertu, l'amour de la patrie, ou, au moins, du
sol où l'on est né et que l'on cultive (habitativité),
et enfin le génie de l'architecture et de tous les arts
mécaniques (constructivité), que Gall avait placé
parmi les facultés intellectuelles, et dont lui-même,
Spurzheim, a distrait quelques points de vue, pour
en faire la faculté perceptive de l'étendue, et celle
du poids et de la résistance.

Toutes ces facultés instinctives de Gall et de
Spurzheim se trouvaient donc déjà dans la psychologie,
et s'y trouvaient bien étudiées dans leurs phénomènes
et dans leurs résultats, sous les noms de besoins,
d'instincts, d'appétits, de désirs, de sentimens,
d'affections, de passions, de vertus, de vices, de
crimes même, toutes impulsions naturelles, communes, dans leur essence au moins, aux animaux et
à l'homme, et dont nous avons déjà vu que Hutcheson,
Reimarus, Reid et Dugald Stewart avaient tenu grand
compte dans leurs systèmes de psychologie. Toujours

17

est-il que ces impulsions naturelles constituaient précisément les instincts et les passions les plus aveugles, les plus irrésistibles, les plus brutales, et, par cela même, les plus indispensables non-seulement à la propagation de l'espèce et à la conservation de ses produits, non-seulement à la formation et au maintien du mariage, de la famille, de la tribu, ces trois premiers degrés de l'état inévitable de l'homme, l'état social, mais encore à la conservation même de l'individu, considéré, si cela est possible, hors de l'état de société, et dans un isolement absolu.

Privé de ces instincts, en effet, l'homme ne pourrait se conserver un instant, même comme individu ; il y a plus, on ne le concevrait pas. Je laisse de côté l'amour physique et celui de la progéniture, qui font de lui un être sociable ; je laisse de côté, encore, le sens de l'attachement qui y est étroitement lié, et sans lequel on ne comprendrait pas la société, une société de gens qui, même sans se haïr, seraient tout à fait indifférens l'un à l'autre, n'auraient ni l'esprit de nationalité, qui nous fait préférer au reste des hommes 30 ou 40 millions d'individus portant le même nom de peuple que nous, ni même l'amour de l'humanité, qui nous porte à donner du secours à un homme, plutôt qu'à l'animal le plus doux. Mais, à part même ces trois penchans, conçoit-on un homme existant comme individu dans l'état même le plus sauvage, sans l'instinct qui lui fait mettre à mort des animaux plus faibles que lui, pour en faire sa nourriture (sens du meurtre et du courage); sans celui qui le fait se défendre contre les animaux qui l'attaquent (sens du courage et du meurtre); sans celui qui lui fait employer la ruse quand il ne peut pas faire usage de la force (sens de la ruse); sans l'instinct qui lui fait s'approprier le le champ où il s'est établi, qu'il a cultivé le premier, et tous les objets pour l'acquisition desquels l'instinct de la destruction n'est pas nécessaire (sens de la propriété ou du vol); sans l'instinct, enfin, qui le fait s'abriter contre les ardeurs du soleil, contre la violence des tempêtes, contre les surprises nocturnes des animaux féroces, ne fût-ce que par le plus misérable ajoupa des sauvages de la Nouvelle-Hollande, ou de ceux du détroit glacé de Magellan (sens de la construction).

Aussi presque tous les sentimens, les passions qui représentaient, dans l'ancien langage, ces facultés primordiales instinctives, avaient-ils été considérés comme des sentimens ou des *passions naturelles*, et l'on avait positivement appelé de ce nom l'amitié, le courage, la ruse, la convoitise, l'avarice. On ne l'avait pas dit aussi formellement pour l'instinct de la construction et l'instinct carnassier; mais dans les animaux l'innéité, au moins, de ces deux facultés n'avait pas été mise en doute. Il y avait des familles d'animaux constructeurs, les abeilles, les fourmis, les castors; tout un ordre de mammifères, les carnassiers, était basé sur l'instinct de la destruction. Il ne s'agissait donc que de montrer, ou plutôt de formuler dans l'homme l'existence de ces deux instincts, et c'est ce que Gall a tenté et accompli.

Le sens de la construction, qui consiste à se faire une habitation pour s'abriter contre le soleil, le vent, la pluie, la foudre; à la munir des meubles nécessaires aux premiers besoins de la vie, à se frabriquer des instrumens pour l'attaque des animaux, ou pour

se défendre contre eux ou contre les autres hommes ;
ce sens, par la nature toute matérielle de son organe, la main, par celle de ses motifs extérieurs d'action et de ses résultats, se prêtait merveilleusement
à une analyse superficielle et incomplète. On pouvait ne pas aller plus loin que son instrument, et
que ses causes d'entrée en exercice, et n'y voir
qu'une aptitude manuelle, provoquée par l'action
des objets extérieurs ; et c'est ce qui ne manqua
pas d'arriver. Mais les mêmes raisons qui avaient
fait regarder les autres instincts comme des facultés
innées se réunissaient encore pour prouver que,
dans celui de la construction, la main n'est que
l'instrument d'une aptitude encéphalique, et les impressions venues du dehors que des occasions d'action de ce sens ; et la psychologie comparée venait
au secours des raisons que, pour l'homme, on tirait
de l'inégalité d'aptitude à construire, dans le cas d'organes en apparence également parfaits. Aussi ne
nia-t-on point que le talent de construire et de fa-
briquer ne fût dû à une aptitude innée, ou plutôt
l'installation de ce penchant passa inaperçue.

Mais il n'en fut pas de même pour l'instinct carnassier, pour le sens du meurtre ou de la destruction. Ce fut presque un concert de malédictions
contre le philosophe qui avait osé proposer l'admission d'une pareille faculté dans la psychologie. Assi-
miler l'homme aux animaux carnassiers, au loup-
cervier, au tigre, à la hyène, en faire un meurtrier,
un incendiaire ! il y avait là presque de l'immora-
lité. Et les opposans, qui tenaient un pareil langage,
ne s'apercevaient pas, ou ne voulaient pas s'apercevoir que tout ce qui les entoure n'est qu'une scène
de carnage ou de destruction, dont ils sont eux-

mêmes les principaux acteurs; que l'herbe des champs est dévorée par la brebis, qui est dévorée par le loup, qui est tué par l'homme, qui se *détruit* et se *dévore* lui-même; que nos festins, nos plaisirs de la chasse, du cirque, de l'amphithéâtre, notre point d'honneur, notre gloire guerrière, tout cela n'est que du sang; que nos lois en sont imprégnées, et qu'elles proclament, depuis des siècles, la nécessité du meurtre pour réprimer le meurtre, qui se reproduit toujours... C'était une honte que tant d'inconséquence; il fallut bien avouer qu'on n'y avait pas vu clair. L'instinct passa, et il fut bien constaté que, pour la conservation de l'espèce, comme pour celle de l'individu, ce n'est pas assez de la mort naturelle, et que la mort violente est aussi une institution de la nature.

Gall avait dit que l'organe de l'orgueil n'est autre chose que celui qui fait que certains animaux établissent leur séjour constant sur les hauteurs. Cette idée, d'une simplicité un peu naïve, et qui, dans tous les cas, ne pouvait pas dire pourquoi la majeure partie des animaux habite les plaines et les mers, fut modifiée, ou plutôt complétement changée par Spurzheim, et il institua un sens de l'habitativité, dont la cause finale serait de rendre toutes les parties de la terre habitée, et qui ferait vivre le poisson dans l'eau, l'oiseau dans l'air, telle ou telle espèce mammifère dans tel ou tel lieu du globe, et l'homme dans tous les climats, tantôt nomade, quand, chez lui, ce sens serait peu développé, tantôt agriculteur, quand c'est le contraire qui aurait lieu (1).

_____

(1) Il y a maintenant des phrénologistes qui remplacent

17.

L'idée de Gall était mal élaborée, celle de Spurzheim est plus exacte ; mais il serait possible de lui
donner encore plus de vérité, en la généralisant davantage, c'est-à-dire en rapportant le sens de l'habitativité à celui de l'attachement ou de l'affectionivité. En effet, parmi nos besoins physiques, facultés non
intellectuelles, forces viscérales de la moelle allongée
et de la moelle épinière, parmi ces besoins ou leurs différens modes, se trouvent celui de respirer l'air, de telle
façon, dans l'eau ou dans l'air, et dans des régions diversement élevées de l'atmosphère ; se trouvent celui
de vivre de tel ou tel aliment, qui ne vient qu'en tel .
ou tel lieu du globe, celui de se mouvoir de telle ou
telle façon, d'abord dans un but relatif à l'alimentation ou à la respiration, ensuite dans le but seul
de se mouvoir ; se trouvent encore d'autres besoins
que je n'énumère pas, et qui sont en harmonie avec
les diverses régions habitables des mers et des conti-
nens. Que l'on admette, avec M. de Lamark, que
l'habitation ait pu anciennement produire les besoins,
ou bien, avec Gall, que les besoins aient primitivement déterminé l'habitation, ou mieux, que ces
deux choses aient toujours marché parallèlement, et

---

la faculté habitative par la *concentrativité*, ou puissance
de concentration, appliquée à toutes les autres facultés.
C'est là une nouveauté phrénologique dont, peut-être, je
n'aurais pas dû parler, et qui consiste, tout simplement,
contrairement aux principes même de la doctrine, à placer, parmi les facultés, un de leurs modes intellectuels
d'action, l'attention (voyez *Essai sur la Constitution de
l'Homme*, par G. Combe, traduction de P. Dumont.
Paris, 1834).

dans une sorte d'harmonie préétablie , toujours est-il que, dans l'état actuel da la nature, ce sont les besoins qui nécessitent le lieu et le genre d'habitation ; et, bien que l'homme soit cosmopolite, comme il est polyphage, ce n'est qu'avec le temps que ses besoins, aussi bien que ses mœurs et ses institutions, se modifient par le climat , ainsi que le prouvent amplement l'histoire des races et celle de leurs migrations.

Eh bien , les animaux et l'homme ont , et doivent avoir , la faculté de s'attacher aux lieux, aux objets de toute nature , avec lesquels les besoins de leur organisation les obligent d'avoir des rapports constans et habituels ; cet *attachement*, cette *habitude* n'est autre chose que le plaisir à vivre, à étendre la sphère de son existence , à s'identifier , par ses sensations et sa pensée , au plus grand nombre d'objets possible. Cette faculté, appliquée aux lieux où l'on vit. est l'*habitativité*, l'amour du sol natal, de la patrie. Prise dans son extension la plus restreinte , fortifiée par le sentiment de la bienveillance générale , et déterminée par quelques circonstances particulières, elle donnerait lieu à l'*attachement* , à l'*affectionivité* de Gall et de la phrénologie, à l'*amitié*, en un mot, qui est rarement aussi sympathique qu'on a bien voulu le dire , et qui se trompe souvent dans ses sympathies, mais qui s'augmente par le temps , par une , *habitude* qui date des premières années de la vie, souvent même quand la manière de sentir et la portée d'esprit des amis sont loin d'être les mêmes.

Il résulte de tout ce que je viens de dire, que tous les matériaux de la systématisation des penchans, de Gall, existaient non-seulement dans la nature,

mais dans la science psychologique, souvent même
la plus usuelle. Mais ils y étaient épars, disséminés ;
ils ne faisaient point partie du même ordre de faits
ou de principes ; ils n'étaient point rangés sous la
même dénomination, ou sous des dénominations pa-
rallèles, dans une science pourtant où les mots sont
la moitié des choses. Par exemple, l'amour proprement dit, et celui des enfans, considérés surtout chez
les femelles, les mères, avaient été comme dédou-
blés : leur partie tout à fait physique faisait partie
des fonctions génératrices, sous le nom de coït, de
fécondation, de gestation, d'accouchement, de lac-
tation. Leur partie intellectuelle rentrait dans les sentimens et dans les passions, sous le nom d'amour
proprement dit et d'amour maternel. C'était aux passions encore, c'est-à-dire à la morale, à la volonté,
qu'appartenaient l'amitié, le courage, l'avarice. Quant
à l'instinct du meurtre ou de la destruction, à celui
de la propriété ou du vol, bien qu'ils ne fussent re-
présentés, dans la science ou dans le langage usuel,
par aucun nom spécifique, ils trouvaient des types
nombreux dans la psychologie hors ligne des animaux et des malfaiteurs.

Mais il s'agissait de ne pas s'arrêter aux noms ; il
fallait, dans toutes ces formes, dans tous ces points
de vue psychologiques, remonter aussi haut que cela
est possible, suivant le principe qui a présidé à l'institution de la phrénologie ; il fallait diviser autant que
la nature paraîtrait l'avoir fait elle-même, et établir
des forces ou des facultés d'où découlassent, tout
expliqués, les divers faits affectifs qui composent le
domaine des instincts ou des penchans communs aux
animaux et à l'homme, instincts ou penchans qui,

chez ce dernier, sont nécessaires à sa conservation comme individu et comme espèce, dans son état même le plus simple, et, si l'on peut ainsi dire, le le plus primitif; dans un état qui n'est point contre nature, parce qu'il est encore un état social, l'état de sauvagerie. Or, tout ce que j'ai dit précédemment me semble prouver que c'est là ce que Gall a fait, et qu'il l'a fait avec autant d'exactitude et de vérité qu'il est possible d'en donner à une systématisation psychologique. Le premier genre des facultés affectives, le genre des penchans, tel que l'a établi la phrénologie, pourra donc sembler fondé dans la nature, si l'on en bannit, comme je l'ai fait, le sens de l'habitativité, pour le comprendre dans celui de l'attachement ; et il renferme tous les instincts que nous pouvons concevoir comme indispensables à la propagation de l'espèce et à sa conservation.

L'amour physique fait l'espèce.

L'amour des enfans, en la protégeant commence à la conserver.

L'instinct du courage et celui de la destruction fournissent à la défense et à l'alimentation de l'individu.

Celui de la propriété pourvoit encore à son alimentation, et, en outre, à tous les autres besoins qui tiennent plus immédiatement à sa conservation dans l'avenir.

Celui de la ruse, qui a le même but que les trois précédens, s'y adjoint, ou les supplée.

Celui de la construction donne à l'homme un abri, des ustensiles, des meubles et les instrumens nécessaires à son alimentation et à sa défense.

Celui, enfin, de l'attachement ou de *l'habitude*

lui fait *habiter* avec bonheur, les lieux même en apparence les moins faits pour procurer cette sensation, et, en se joignant à l'amour paternel et à la bienveillance générale pour donner lieu à l'amitié et aux diverses affections de famille, il fournit à l'homme les élémens de sa sociabilité, et, par cela même, de nouveaux et de puissans moyens de conservation individuelle.

GENRE II. — Sentimens.

Les facultés affectives qui composent le genre suivant, ont été nommées sentimens par Spurzheim, comme ayant un caractère plus moral et plus intellectuel que les penchans, bien qu'il ne leur suppose pas plus qu'à ces derniers la conscience de leur action, et qu'il l'attribue aux facultés intellectuelles, et plus spécialement au sens des phénomènes. Ce genre comprend douze facultés primordiales, dont les quatre premières, l'estime de soi (orgueil, Gall), l'approbativité (vanité, Gall), la circonspection et la bienveillance, sont communes aux animaux et à l'homme, tandis que les huit dernières, la vénération (théosophie, Gall), la fermeté, la conscienciosité, l'espérance, la merveillosité, l'idéalité (qui forme avec la précédente, le talent poétique de Gall) la gaîté (causticité, Gall), l'imitation (mimique, Gall), sont propres exclusivement à l'homme.

Trois de ces facultés, la merveillosité, l'espérance et la conscienciosité, n'avaient point été admises par Gall, et sont de l'invention de son collaborateur. Une de plus, la foi, et les trois vertus théologales,

la foi, l'espérance et la charité (bienveillance), se seraient trouvées groupées au sommet du cerveau, en
compagnie de la justice, de la superstition (merveillosité) et de la théosophie (vénération). Pour
parler sérieusement, la foi, le besoin de croyance,
d'affirmation, me paraît, ainsi qu'à Hutcheson et à
Reid, pouvoir être attribuée à une faculté tout aussi
fondamentale que les autres sentimens, ou, en
d'autres termes, être une manifestation intellectuelle,
que n'explique l'action d'aucun d'eux, pas même
l'action simultanée de l'espérance et de la merveillosité. Ce sentiment n'est point le résultat de l'ignorance, car on voit des ignorans qui sont ou très-
sceptiques, ou très-indifférens sur toutes sortes de
croyances; tandis qu'au contraire, il y a des hommes
très-éclairés qui ont besoin de croire, d'affirmer,
d'avoir des opinions très-arrêtées sur tous les sujets,
sur ceux même qui ne tiennent en rien, aux mys-
tères d'une vie à venir, et à toutes ces questions in-
solubles où la raison humaine a toujours aimé à s'a-
bandonner et à se perdre. Cette faculté, la foi, me
paraît donc. phrénologiquement parlant, être une
faculté nouvelle, qui aurait, autant que les autres
sentimens, droit de bourgeoisie dans le système.

Mais il y a encore un autre sentiment qui pourrait,
ce me semble, à bon droit, revendiquer le même
honneur, c'est la reconnaissance, et c'est là, comme
je l'ai déjà dit, le jugement qu'en a porté encore
l'école moraliste écossaise. Ce sentiment, en effet,
a quelque chose de spécial qui ne me paraît pas
pouvoir résulter de l'union de l'amour ou de l'estime
de soi, avec la bienveillance générale ou l'attachement, ou de l'union de l'amour de soi et de celui

de la propriété, avec l'espérance et la circonspection ; c'est plus, et c'est autre chose que cela. On
n'est pas reconnaissant seulement par orgueil et pour
s'acquitter sur-le-champ, ou par convoitise et pour
obtenir encore, ou même pour exprimer le contentement qu'on éprouve à recevoir un service ou un
bienfait, une marque d'honneur ou d'amitié. On est
reconnaissant comme on est amoureux, brave, rusé,
orgueilleux, par l'effet d'un sentiment spécial, et,
dans tous les cas, il y a certainement bien plus loin
de la reconnaissance à l'amour de soi ou à celui du
prochain, combinés ensemble ou considérés à part,
qu'il n'y a loin de l'estime de soi à l'amour de l'approbation, de l'attachement à la bienveillance, de la circonspection à la ruse, et peut-être même de la vénération à la merveillosité et à l'idéalité ; toutes facultés
que la phrénologie considère néanmoins comme
parfaitement distinctes les unes des autres.

Et d'abord, pour ce qui est de l'*estime de soi* ou de
l'orgueil, et de l'*approbativité* ou de la vanité, on pourrait très-bien ne les regarder que comme deux modes,
je dirai plus, comme deux degrés de la même faculté. Quand cette faculté est à son *summum* de développement, c'est l'orgueil, la jactance ; l'individu,
quel que soit son peu de lumières et de valeur intrinsèque, est tellement sûr de son savoir, de son mérite,
que sa propre estime lui suffit, et il lui est presque indifférent de s'attirer celle des autres. Dans un degré
moindre, mais dans les mêmes conditions, le va-
niteux a sans doute bonne opinion de lui-même,
mais, pour s'y corroborer, il lui faut encore l'approbation d'autrui, ou au moins celle de son propre
entourage, et il fait quelques frais pour la mériter ;

de là, ces dehors de vanité qui se rapportent surtout aux petites choses, à l'extérieur, à la décoration. De là encore cette distinction que l'on a cherché à établir entre l'orgueil, qu'on a appelé la vanité des grandes choses, ou des grands hommes, et la vanité, qu'on a regardée comme l'orgueil des petites choses, ou des sots; distinction illusoire peut-être, car l'orgueil, aussi bien que la vanité, peut s'allier à l'ignorance ou à la sottise, et ces deux sentimens peuvent, comme je le disais, être rapportés à la même faculté fondamentale, l'estime de soi.

La ruse (secrétivité) et la prudence (*circonspection*) pourraient être également considérées comme des degrés de la même faculté, dont le caractère essentiel serait la prévision, la temporisation dans l'emploi des moyens d'arriver à un but, et à laquelle on pourrait donner le nom de temporisation, ou mieux conserver celui de prudence. A un faible degré de développement et d'action, cette faculté ne serait, en effet, que de la circonspection, de la prudence, mais à un plus haut degré, ou, comme le dirait la phrénologie, combinée avec l'action de telles ou telles autres facultés, par exemple l'instinct de la propriété, celui de la destruction, et avec l'absence de tels autres sens internes, ceux de la justice, de la bienveillance, etc., ce serait la ruse, mais la ruse de la pie, du tigre, du voleur, de l'assassin.

Je ne dis rien de la *bienveillance* ou de la bonté, sinon que Gall et Spurzheim ne pouvaient se dispenser d'en faire une faculté primordiale. La justice la comprend, suivant Cicéron (1) et les anciens mo-

---

(1) *De Officiis*, lib. i, p. 401, Paris, 1818. Ed. Fournier.

18

ralistes, et l'on ne concevrait pas plus la société sans ce sentiment, que la conservation individuelle sans l'amour de soi.

Quant à l'*espérance*, elle n'avait pas paru à Gall être une faculté fondamentale. C'est qu'en effet, bien que ce soit un des sentimens les plus distincts, les plus permanens que nous puissions éprouver, on peut, à la rigueur, ne la considérer que comme un mode du désir, un de ses points de vue, une de ses faces ; tout ce qu'on désire, on l'espère plus ou moins, souvent sans s'en rendre bien compte, ou sans oser se l'avouer à soi-même. L'espérance, est comme le désir, le commencement d'action de toute faculté. Elle est, dit-on, la plus fidèle compagne de l'homme ; elle le suit tant qu'il vit, c'est-à-dire tant qu'il désire, car, lorsqu'il ne désire plus rien, il est mort, ou sur le point de se suicider d'ennui.

La *justice*, regardée aussi par Spurzheim seul comme une faculté fondamentale, a pourtant, en effet, de tous points ce caractère. C'est la conscience des moralistes, le sens moral, le sens du devoir de l'école écossaise, faculté ou vertu sans l'existence de laquelle aucune société ne serait possible, pas même celle des sauvages, pas même celle de la famille, où un père fait part égale à ses enfans. Quelquefois cependant on a, d'une manière encore plus générale, mais trop peu pratique, regardé le sens de la conscience comme le résultat du sens général de l'ordre, de l'harmonie, qui, au moral, comprendrait la justice, au physique, le sens de l'ordre des facultés intellectuelles perceptives.

Le sens de la *fermeté* tient certainement de bien près à ceux de l'orgueil et du courage, dont il reçoit et auxquels il donne un puissant appui; mais enfin l'observation des animaux et de l'homme chez lesquels il paraît souvent exister seul, constituant, chez les premiers, l'âne par exemple, l'entêtement, l'opiniâtreté, chez l'autre le courage civil, l'esprit de suite, peuvent faire regarder ce sens comme une faculté réellement fondamentale.

La *vénération* de Spurzheim me paraît aussi avoir ce caractère, et la théosophie de Gall était une faculté complexe, ainsi que je le montrerai tout à l'heure, d'après la phrénologie, et d'après ma propre manière de voir. Pour en revenir à la vénération, dont le nom indique assez le caractère essentiel, et qu'admet, sous ce même titre, l'école écossaise, elle donne lieu, en totalité, ou en partie, aux sentimens qu'on a appelés déférence, considération, respect, vénération, admiration, enthousiasme. C'est une faculté qui fait qu'on s'incline, avec un sentiment de plaisir, devant le pouvoir de la fortune, du rang, du génie, de la vertu. La vénération, ainsi que Spurzheim l'a établi, n'est pas nécessairement religieuse, et la théosophie de Gall est, suivant lui, un sentiment complexe auquel concourent la vénération, l'espérance et la *merveillosité*. J'ai déjà dit que Gall ne considérait point l'espérance comme une faculté fondamentale; c'est Spurzheim aussi qui a fait un sens de l'amour du merveilleux. Ce sentiment, dit-il, envisage toutes choses sous le rapport merveilleux et surnaturel; il fait croire aux prestiges, aux causes surnaturelles. Mais dirai-je à mon tour, sous quel rapport fait-il tout cela? Sous celui de cause à effet. Et quand le fait-il? Dans l'enfance de l'âge et des nations, chez les adultes ignorans ou crédules; et il le fait surtout quand l'imagination, l'instinct poétique donne à l'instinct de causalité, qui n'a aucuns matériaux sur lesquels il puisse s'exercer, des matériaux de sa façon. L'amour du merveilleux pourrait donc résulter de l'union de l'instinct d'imagination avec l'instinct de causalité, et être rayé, comme sens primordial, du catalogue de la phrénologie.

Je viens de parler de l'*imagination* comme faculté fondamentale, et je ne vois pas en effet pourquoi la folle du logis serait chassée du logis ; pourquoi on la priverait de son beau nom, de son nom caractéristique, pour lui donner, avec Gall, celui d'instinct poétique comme s'il n'y avait absolument que les poëtes qui eussent de l'imagination, ou bien pour lui en donner, avec Spurzheim, deux ou trois autres, qui ont chacun besoin d'une page d'explication, et qui sont tout ce qu'il y a de plus barbare et de plus mal imaginé, *merveillosité, idéalité, individualité*. *L'idéalité*, dit Spurzheim, *fait envisager la nature comme elle devrait-être dans son état de perfection*. Cette phrase n'est peut-être pas très-philosophique. L'état de perfection de la nature ? Eh ! savons-nous ce que c'est, si ce n'est pas son état actuel, et très-certainement ce serait un état de désordre et de destruction, que celui que nous imaginerions devoir être plus parfait. Ce caractère de l'idéalité n'en est donc pas un, et ne saurait la faire connaître. L'idéalité qui, d'après Spurzheim, est essentielle aux poëtes, n'est autre chose que l'imagination, qui *donne à tout un corps, un esprit, un visage*, qui colore et anime tout, donne une voix à tout, au grotesque, au laid, au hideux, comme au sublime, au beau, au gracieux. L'imagination, et même l'imagination poétique, c'est

Homère, c'est Raphaël, c'est Anacréon ; mais c'est Scarron, c'est Callot, c'est Han d'Islande. Quand l'imagination peint en nombres vocaux et articulés, c'est la poésie en nombres purement mélodiques, c'est la musique ; quand elle parle aux yeux sur la toile, au moyen des formes et des couleurs, c'est la peinture. Ce qu'il y a de fondamental et de commun dans tout cela, c'est la faculté de composer des images, dont la mémoire fournit les matériaux; c'est l'imagination.

Eh bien! que cette faculté joigne son action à celle d'une autre faculté essentiellement fondamentale encore, la causalité, celle qui cherche le pourquoi de tout, et qui est le plus grand mobile du perfectionnement possible à la race humaine; que cet instinct de causalité, en outre, s'applique à la recherche de la cause première, et il naîtra de la combinaison de leur action, je ne dis point l'instinct fondamental religieux mais le sentiment religieux; et plus l'ignorance des causes naturelles sera grande, plus l'imagination sera naturellement active, ou stimulée par cette ignorance même, plus aussi le sentiment de la cause première revêtira le caractère d'une image, d'une forme, d'un objet extérieur. Joignez à cela l'action de l'instinct fondamental de la vénération, les sentimens secondaires de l'espérance et de la crainte, et vous aurez le sentiment religieux dans tout son ensemble, dans toute sa complexité.

La satisfaction d'un besoin, d'un penchant, d'une aptitude intellectuelle quelconque, donne lieu à un sentiment de bien-être qu'on a appelé contentement, plaisir, joie, degrés divers d'un même mode d'action d'un mode d'action secondaire de toute faculté ; de

même que la non satisfaction d'une de ces facultés
occasionne un sentiment de malaise qu'on a appelé
déboire, chagrin, tristesse, douleurs. Les pleurs
sont l'apanage de ces derniers sentimens, et leur
conséquence directe et naturelle, bien qu'ils puissent
quelquefois se montrer dans la joie douce et calme,
mais profonde, et dans le rire fou, et porté, comme
on dit, jusqu'aux larmes. Le rire, au contraire,
bien qu'il se montre souvent dans la gaîté et dans la
la joie, le rire n'est point leur accompagnement nécessaire, leur expression obligée, j'ajoute même
qu'il en est fondamentalement distinct. La gaîté, la
joie parlent haut, crient, gesticulent, folâtrent,
mais elles ne rient point; le rire a une autre origine.
Il est l'expression d'une passion, ou plutôt d'une
faculté fondamentale, qui existe en nous pour con-
tre-balancer notre orgueil ou notre vanité, ou pour
humilier ceux des autres, en en saisissant le côté
plaisant et ridicule, en abaissant une passion dont
le propre est de se guinder sur des échasses. Le rire
est, comme on l'a dit, l'arme des faibles contre les
forts, et la faculté dont il est l'expression et la moquerie, la *causticité*, *l'esprit de saillie*, comme l'a-
vait fort bien vu Gall, et non point la *gaîté* ou la joie,
comme Spurzheim a voulu l'établir à tort. Lorsqu'on
rit dans le contentement ou dans la joie qui naît de
la satisfaction de certains désirs, de certaines passions, c'est-à-dire de certaines aptitudes primordiales, c'est que ces sentimens gais ont éveillé, par
affinité de nature, la faculté ou la passion du rire ou
de la moquerie, et de là, dans le contentement et
dans une joie quelconque, ces saillies, ces boutades
plus ou moins spirituelles, mais dans lesquelles on

retrouvera toujours le caractère essentiel du vrai rire, c'est-à-dire des attaques malignes et joyeuses, soit à l'amour-propre général, soit à l'amour-propre de celui qu'on attaque.

Le dernier des sentimens est l'instinct d'*imitation* moins bien nommé mimique par Gall, et s'il est un instinct qui puisse se dire primordial, c'est à coup sûr celui-là. Depuis Aristote, qui appelait l'homme un animal essentiellement imitateur (1), il n'y a pas de philosophe qui n'ait proclamé cette verité; c'est que, pour la reconnaître, il ne faut qu'ouvrir les yeux. Toute la nature, en effet, est une imitation des mêmes objets ou des mêmes actes, et il n'est aucun des gestes de l'homme auquel ne vienne en aide l'instinct d'imitation. Sensations, idées, aptitudes, passions, vertus, vices, il comprend tout, ou au moins influe sur tout. Il est un dés pivots de l'éducation, de la transmission des sciences, des arts, des coutumes, et non-seulement il domine en maître la psychologie et toute la physiologie de l'homme, mais il a, sur la production de ses maladies, une influence extraordinaire, et qui ne me paraît pas avoir été appréciée à sa juste valeur.

De la revue analytique que je viens de faire des sentimens, ou du second genre des facultés affectives admises par la phrénologie, il résulte qu'on pourrait réduire le nombre de ces facultés, en ne considérant que comme deux degrés ou deux modes de l'amour-propre, l'estime de soi et l'amour de l'approbation; en ralliant la ruse à la circonspection; en

---

(1) Μιμητιχωτατον ζῶν. Lib. *De Poeticâ*, cap. iv.

supprimant l'espérance, qui ne serait alors qu'une face du désir, la merveillosité ou l'amour du merveilleux, qui résulte de l'action composée du sens de l'imagination et de celui de la causalité; en regardant l'idéalité comme la faculté de tout convertir en images, et l'appelant imagination; en nommant sens du rire, de la causticité ou de la moquerie, le sens de la gaîté, dont l'appellation est défectueuse; en ajoutant enfin à ces facultés la foi ou la crédulité, et la reconnaissance.

Ainsi amour-propre, crédulité, vénération, fermeté, bienveillance, justice, reconnaissance, imagination, causticité, imitation, dix facultés en tout : tels seraient les sentimens que pourrait proposer un innovateur en phrénologie, et cela, ce me semble, sur des raisons tout aussi bonnes que celles qui en font admettre neuf par Gall, mais un peu différentes, et douze par Spurzheim.

ORDRE II.

FACULTÉS INTELLECTUELLES.

GENRE I. — Sens extérieurs, ou Facultés perceptives immédiates.

Les sens, en recevant et en transmettant au cerveau les impressions des objets extérieurs, fournissent les matériaux de la sensation ou plutôt des
sensations. Mais on ne doit point donner à ces dernières le nom de facultés : ce ne sont que des
fonctions, des actes, le résultat de l'exercice de
telles ou telles facultés, et si, au lieu du nom générique de sensation, on leur donnait, par exemple,
celui de sensibilité ou de perceptibilité, il ne faudrait pas oublier que ce nom ne représente réellement aucune faculté vraiment déterminée ; il n'exprime qu'une pure opération de notre intelligence,
une abstraction en vertu de laquelle nous considérons, dans ce qu'elles ont de commun, les facultés
réellement spécifiques qu'a notre esprit, de former
telle ou telle sensation, à l'occasion de telle ou
telle espèce d'impression faite, sur chacun de nos
sens, par l'ordre d'objets avec lequel la nature l'a mis
en rapport.

En effet, les sens ou les nerfs de transmission de

leurs impressions, n'étant point le siége de la perception, on est ainsi invinciblement conduit à reconnaître dans le cerveau autant de facultés perceptives,
qu'il y a d'ordres d'impressions sensoriales (1). Il y a
une faculté de perception pour les impressions venues
par le sens de la vue, pour la lumière et toutes ses
décompositions, toutes ses nuances, toutes ses
modifications. Il y en a une autre pour les sons, une
autre pour les saveurs, une autre pour les odeurs,
une autre, enfin, pour les impressions exclusivement
propres au sens du tact, pour la température, la
consistance des corps, leur humidité et leur siccité.

Les facultés perceptives simples, en quelque sorte,
sont ce que la phrénologie nomme fonctions immédiates ou spéciales des sens, qu'il vaudrait mieux,
ce me semble, appeler facultés perceptives immédiates; car, pas plus que toute autre faculté, elles
n'ont leur siége dans le sens, et elles ne font que
s'exercer immédiatement, et pour ainsi dire sans
extension, sur les matériaux apportés par lui.

GENRE II. — Facultés perceptives proprement dites, ou médiates.

La phrénologie donne exclusivement le nom de
facultés perceptives à celles qui, n'ayant pas uniquement pour objet, comme les précédentes, de nous
faire connaître les corps par les qualités qui les cons-

---

(1) Maine-Biran, *De l'Influence de l'habitude sur la faculté de penser*, Paris, an XI, p. 14.

tituent pour nous, sont néanmoins, pour notre esprit, une source de connaissances ou d'impulsions, puisée dans les objets extérieurs.

Ces facultés sont, quant actuellement, au nombre de douze, savoir : les facultés de l'individualité, de la configuration, de l'étendue, de la pesanteur, du coloris, de la localité, du calcul, de l'ordre, de l'éventualité, du temps, des tons et du langage ; et il y a des phrénologistes très-avancés qui ne sont pas contens de cela, et qui, par exemple, proposent de diviser la faculté et l'organe de la pesanteur en deux, une faculté et un organe de résistance, une faculté et un organe d'impulsion ou de force (1).

Ces facultés perceptives, qu'on pourrait appeler médiates, comprennent ou représentent d'abord toutes ces aptitudes purement intellectuelles, ces talens que, par un abus de mots, la philosophie superficielle de Hobbes et d'Helvétius avait attribués exclusivement à l'exercice et à la perfection des sens : l'imagination dans les beaux-arts et surtout dans les lettres (individualité), le talent du dessinateur, du sculpteur (configuration), celui du peintre coloriste (coloris), le génie des mathématiques pures ou du calcul (calcul), celui de la géométrie, de la mécanique, de l'architecture (étendue et pesanteur), celui des classifications (ordre), celui de l'histoire (éventualité), celui de la chronologie (temps), l'amour des voyages et de toute l'instruction, de toutes les émotions dont ils sont la source (localité), le génie de la

_____

(1) Mr Simpson, *Phrenological journal*, Edinburgh, December, 1834.

musique (temps, tons), la science philologique (langage).

La phrénologie a encore rangé dans le second genre
de ses facultés perceptives, certaines facultés qu'elle
croit nécessaires pour la perception des qualités des
corps dont les sens seuls ne nous donnent pas la connaissance, par exemple la résistance et la pesanteur,
qualités pour l'appréciation desquelles il faut que les
muscles entrent en action; ou bien certaines qualités
de ces mêmes corps que plusieurs sens nous font connaître à la fois, telles que les formes, les dimensions,
les distances, dont nous devons la notion à la fois à
la vue et au toucher, et cela dans le cas même où
l'on voudrait admettre que la vue ne vient qu'en seconde ligne, après l'espèce d'éducation qu'elle a reçue
du toucher.

Les bases, sur lesquelles la phrénologie établit sa
doctrine des facultés perceptives, sont bonnes sans
contredit. D'une part, pour ce qui a trait aux fonctions immédiates des sens, ou plutôt aux facultés
perceptives immédiates, les sens, ni leurs nerfs ne faisant pas la sensation, il doit y avoir autant de ces
facultés qu'il y a d'ordres de qualités exclusivement
perçues par chacun des sens; d'autre part, il y a des
ordres de perceptions dont plusieurs sens à la fois
fournissent les matériaux : et enfin, il y a des aptitudes intellectuelles, des talens, dont l'exercice est
nécessairement lié à l'existence des différens sens,
soit pour les matériaux, soit pour les moyens de manifestation ou d'action que ces derniers leur fournissent.

Mais si ces données générales sont vraies, leurs
applications, leurs détails, en un mot la distinction,

la délimitation de ces diverses facultés perceptives,
soit immédiates, soit médiates, ne sauraient être aussi
précises que l'établit la phrénologie, et elle l'a reconnu elle-même, en ne donnant que comme probables un certain nombre de ses facultés perceptives,
celles de l'étendue, de la pesanteur, de l'éventualité,
du temps, etc...

Et d'abord, y a-t-il une différence fondamentale,
constante, entre les fonctions immédiates de chaque
sens, et les facultés médiates qui en ressortissent
plus spécialement? N'est-ce pas, dans certains cas,
la même faculté considérée dans les divers modes
ou dans les divers degrés de son action? prenons
pour exemple la perception de la lumière et de ses
diverses nuances, ou des couleurs, et la faculté médiate qui y est le plus étroitement liée, ou le talent
du coloris. Croit-on que, chez les peintres doués de
cette faculté, elle ne dépende pas de ce qu'ils voient
les divers objets de la nature colorés comme ils les
colorient eux-mêmes; et pour ceux, au contraire, en
qui ce talent manque, cette nature n'est-elle pas
grise, terne, décolorée, comme leurs tableaux? Ce
cas me paraît être un de ceux où l'on ne doit pas
distinguer la faculté perceptive médiate de la faculté
perceptive immédiate qui lui correspond.

Quant à la distinction des diverses facultés perceptives médiates ou proprement dites, elle est sujette
aux mêmes difficultés et aux mêmes objections que
la distinction des autres facultés fondamentales; et
l'on comprendra cet embarras, si l'on réfléchit qu'il
a été partagé par les deux auteurs de la psychologie
phrénologique, et qu'ils diffèrent non pas seulement
par le nombre des facultés perceptives médiates

qu'admet chacun d'eux, mais par les bases même sur lesquelles ils établissent la distinction de ces facultés.

En effet, les facultés perceptives admises par Gall ne sont autre chose que ce que supposent, de toute nécessité, dans l'entendement, les diverses aptitudes savantes, artistes, industrielles de l'homme, d'après la manière ancienne et vulgaire dont elles sont dénommées. C'est la mémoire des choses, l'éducabilité, pour les historiens, les chroniqueurs; c'est le sens des localités, pour les amateurs de voyages, pour les paysagistes; c'est la mémoire ou le sens des personnes, pour les peintres de portraits, les sculpteurs, les dessinateurs; c'est la mémoire ou le sens des mots, pour les philologues; celui du langage et de la parole, pour les grands parleurs, les orateurs; celui des couleurs, pour les peintres qui sont surtout coloristes; celui de la musique, pour les compositeurs en cet art; celui des nombres, pour les mathématiciens de toute sorte; celui des mécaniques, pour les hommes remarquables, de toute façon, par leur habileté en apparence manuelle, pour les architectes, les mécaniciens proprement dits, etc . . . .

Spurzheim a vu la chose d'une autre façon. Il a cherché à analyser les différens ordres réellement distincts d'idées, ou de notions qui nous viennent par suite de l'impression que les qualités des corps font sur nos sens. Chacun de ces ordres, il l'a rapporté, comme effet, à une faculté perceptive, également distincte des autres facultés de cette classe, et il a considéré les aptitudes soit savantes, soit artistes, soit industrielles, qui, depuis longtemps, avaient un nom dans le langage usuel, comme le résultat de l'exercice d'une ou de plusieurs de ces facultés. Ainsi, les notions de l'étendue, de la pesanteur et de la résistance, celles du calcul ont été considérées, par lui, comme formant trois classes à part, et demandant chacune une faculté distincte, dont le développement isolé devra produire ou des géomètres, ou des mécaniciens, ou des architectes, ou des calculateurs, tandis que leur développement simultané donnera des mathématiciens ou des physiciens complets. De la même manière, l'organe de la musique, de Gall, s'est trouvé divisé pour former, d'une part l'organe des tons, qui produit surtout les mélodistes, d'autre part l'organe du temps, qui fait des musiciens remarquables par l'harmonie et le rithme, mais qui, dans une autre direction, c'est-à-dire combiné avec d'autres facultés, produit des astronomes, des chronologistes, etc.....

Ces principes de distinction systématique de Spurzheim, non-seulement pour les facultés perceptives, mais pour toutes les facultés, me semblent préférables à ceux de Gall : ils sont même les seuls qui puissent être adoptés ; car il ne peut pas y avoir deux manières de procéder à cet égard. Mais c'est l'application qui en est difficile et conjecturale, et celle qu'en a faite Spurzheim aux facultés perceptives médiates, bien qu'elle me paraisse fondée dans la nature, est attaquable par plusieurs points. Je ne rappellerai pas ce que j'ai dit à propos de la faculté de percevoir les divers accidens de la lumière, et de celle du coloris, qui ne sont, sans doute, que deux modes de la même faculté primordiale. J'appellerai seulement l'attention sur la convenance qu'il y au-

rait , phrénologiquement parlant , à réunir aussi en
une seule faculté , et d'après l'idée première de Gall,
sous le titre de mémoire ou de sens des objets et
des formes , les deux facultés de l'individualité et de
la configuration, qui n'en font réellement qu'une,
laquelle toucherait, en outre, de bien près à l'imagination ou idéalité. Il n'est pas possible , en effet, de
concevoir l'existence d'un objet, sans lui donner une
forme, aussi vague que l'on voudra, et la personnification, qu'au dire de Spurzheim , le sens de l'individualité ferait de la vie , du mouvement , et , j'ajoute
avec Hobbes , de l'esprit , n'est véritablement que
cela. On ne peut, dit ce dernier philosophe , se représenter Dieu, l'esprit, l'âme, que comme une
grande figure , vague sans doute , mais enfin comme
une figure , et à plus forte raison doit-il en être de
même de toutes les autres personnifications.

Somme toute , les facultés perceptives , soit immédiates, soit médiates de la phrénologie, ne peuvent pas
ne pas exister, puisque nous avons la *faculté* de percevoir
des sensations , ou de former des notions, à l'occasion
de l'action des objets extérieurs sur nos sens, et ces
derniers déterminent le nombre des facultés perceptives immédiates. Quant aux facultés perceptives
médiates, elles me paraissent, sauf ce que j'ai dit
de la réunion en une seule faculté des sens de la vue
et du coloris, et de la fusion, plus nécessaire encore,
de ceux de l'individualité et de la configuration, elles
me paraissent représenter, tant bien que mal, les
notions qui ont pour causes et pour objets les corps
extérieurs et leurs qualités, ainsi que les aptitudes et
les talens qui donnent lieu à ces notions, ou s'exercent sur elles : mais peut-être qu'en analysant mieux,

on arriverait à une systématisation différente et plus exacte ; ce qui ne serait, au reste, qu'une affaire de mots, trop peu importante pour qu'on doive s'y arrêter.

GENRE III. — Facultés réflectives.

La phrénologie, dans son classement plus rigoureux et plus philosophique que celui du fondateur de la doctrine, a placé au sommet de sa hiérarchie psychologique, deux facultés déjà admises par Gall, qu'elle a appelées du titre commun de *facultés réflectives*, et qui sont, la comparaison (sagacité comparative, Gall) et la causalité (esprit métaphysique, Gall).

Il n'est aucun système psychologique, dans lequel la *comparaison* ne soit, d'une manière presque toujours explicite, considérée comme une faculté primordiale de l'entendement. Il est hors de doute, en effet, que nous avons le pouvoir de comparer, et l'on ne conçoit pas l'entendement, la vie même, sans cette faculté. Nous comparons nos sensations, nos idées, nos jugemens, nos comparaisons même, non-seulement pour saisir les différences et les analogies de ces divers actes intellectuels entre eux, mais pour mieux distinguer chacun d'eux pris isolément ; et la faculté de distinction, admise par Locke, n'est certainement qu'un des points de vue de la comparaison, comme on pourrait dire que la faculté de comparer est un point de vue, un commencement de celle de distinction. Nous comparons non-seulement

nos actes purement intellectuels, mais nous comparons encore nos actes affectifs, nos besoins, nos impulsions, leurs motifs extérieurs ou intérieurs, afin
d'apprécier leur valeur respective, et de mettre un
peu de raison et de liberté dans nos déterminations
et dans nos actes. Dans notre langage, enfin, nous
faisons des comparaisons plus ou moins nombreuses,
et plus ou moins exactes, dans le but de mettre aussi
les autres à même de mieux comparer et de mieux
distinguer les notions que nous désirons leur faire
partager, et les motifs de détermination que nous voulons leur offrir. On conçoit, d'après cela, quelle richesse, quelle lucidité, quelle supériorité devrait
donner à l'esprit, si elle était simple, le haut développement de cette faculté, quel rang élevé elle devrait
occuper dans tout système psychologique, et comment Gall a pu l'appeler, avec raison, sagacité comparative.

Mais ce n'est pas une même faculté qui fait faire
les diverses sortes de comparaisons que je viens
d'énumérer, comparaisons figurées dans le langage,
comparaisons logiques dans la réflexion ; et Gall et
Spurzheim me semblent avoir commis ici une
double erreur phrénologique. D'une part, ils ont rapporté à la même faculté, la disposition, toute réflective, à faire des comparaisons d'idées, de jugemens, de raisonnemens, à généraliser des notions
de plus en plus abstraites, et l'aptitude à faire des
comparaisons figurées, paraboliques, métaphoriques,
la plupart du temps inexactes, et qui ne sont qu'une
manière de parler par images. aptitude qui doit se
rapporter au talent poétique de Gall, aux sens de
l'idéalité, de l'individualité, de la configuration de

Spurzheim. D'autre part , et à n'envisager la comparaison que comme purement réflective , mais néanmoins comme un sens spécial , la phrénologie a fait
ce qu'elle a tant reproché à l'ancienne psychologie :
elle a érigé en faculté primordiale un simple mode d'action des facultés, le jugement, mais le jugement devenu
raisonnement , raisonnement philosophique , chez
un homme adulte, instruit, chez un généralisateur, un
philosophe. « La fonction du sens de la comparaison,
· dit la phrénologie , est de comparer les idées , les
actes des autres facultés, et ces facultés elle-mêmes;
de discerner les notions , d'abstraire , de généraliser , de raisonner , en un mot. » Mais raisonner,
c'est toujours juger ; seulement , c'est juger en
se servant d'un nombre , plus ou moins grand, de
jugemens ou de termes intermédiaires. Ces termes
moyens, comme le remarque Locke, sont une espèce
de longue vue pour l'esprit , qui lui permet de
voir , entre deux idées, des rapports qui, sans eux,
seraient inaperçus pour lui. Ceux en qui la vue de
l'esprit est bonne n'ont pas besoin de cette sorte de
télescope ; ils raisonnent comme les autres jugent ,
par instinct et d'emblée. C'est ainsi que les animaux ,
les enfans, les hommes d'un génie brut nous étonnent
souvent par des actes intellectuels qui, à raison de
leur spontanéité et de leur promptitude, sont de
vrais jugemens instinctifs, et qui pourtant , par les
combinaisons intellectuelles qu'ils semblent supposer, et par tous le jugemens intermédiaires nécessaires pour les analyser , ont tous les caractères du
raisonnement le plus long et le plus subtil. Il faut,
pour qu'il en advienne ainsi , que l'instinct, ou que
la passion à laquelle se rapporte cette sorte de rai-

sonnement instinctif , soit très-développée , et en
même temps très-active par elle-même , ou qu'elle
soit fortement stimulée par les circonstances extérieures. Il me paraît donc que la comparaison , et
par suite le raisonnement, même le plus philosophique , ne doivent pas être considérés comme le résultat d'une faculté spéciale, mais seulement comme
une extension , une ampliation du mode d'action
appelé jugement , et appliqué par la phrénologie aux
facultés soit affectives, soit intellectuelles, ampliation
qui peut· être naturelle , comme cela a lieu dans certains cas, et pour certaines facultés, chez les animaux, chez les enfans , chez les hommes d'un génie
inculte, ou acquise, c'est-à-dire développée et per-
fectionnée par l'éducation et par l'exercice , comme
cela se voit chez la plupart des hommes arrivés à l'âge
adulte.

La phrénologie a placé le sens de la *causalité*, ou
l'*esprit métaphysique*, au haut de son échelle psychologique, et ce n'est pas sans raison; mais elle pouvait presqu'aussi bien le placer au bas, parmi les facultés communes aux animaux et à l'homme. Cette
faculté, en effet, à l'analyser complétement, et à
la prendre dans son essence, dans ce qu'elle a de
plus simple, n'est autre chose que cette propension
qu'a l'homme et qui est nécessaire à la conservation
de l'espèce et de l'individu, de transporter, pour
ainsi dire, ses sensations, ses perceptions hors de
soi , de les regarder comme dépendantes de l'action
des objets extérieurs, en un mot, de leur chercher
une cause. Or, cette faculté, les animaux en jouis-
sent comme l'homme. Indépendamment de la perception immédiate des objets par le sens de la vue ,

ils écoutent, odorent d'où viennent les sons, les odeurs annonçant la présence d'objets qui peuvent menacer leur existence, ou servir à leur alimentation, ou à la satisfaction d'un autre quelconque de leurs besoins. Ils cherchent la cause de ces sons, de ces odeurs, seulement ils le font plus instinctivement que l'homme, et sans que la réflexion vienne les y aider.

Les animaux, ainsi que les enfans, autant que nous en pouvons juger, attribuent immédiatement la cause de leurs sensations aux objets qui agissent sur leurs sens, sans remonter plus haut, en général, et sans s'enquérir si ces objets ne sont pas mus eux-mêmes par un autre objet, par une autre cause ; animant ainsi, en quelque sorte, tout ce qui agit sur leurs sens. L'homme, au contraire, pour peu que l'âge lui ait appris à faire usage de sa réflexion, l'homme va plus loin. Il remonte aux causes des mouvemens particuliers qui sont l'occasion de ses sensations, et d'ascension en ascension, il arrive à se demander quelle est la cause première de tous ces mouvemens et s'il y a une telle cause. Il ne se borne même pas à cela, et, bien qu'il lui soit difficile d'abstraire la notion de l'existence de celle du mouvement, il l'en détache pourtant, la considère à part, et se demande la cause de telle ou telle existence particulière, puis, en remontant toujours, celle de toutes les existences; et c'est ainsi qu'il arrive à la notion de créateur de toutes choses, après être arrivé, par une voie parallèle, à celle de leur premier moteur. Voilà comment, de pourquoi en pourquoi, ce qui n'était d'abord que l'instinct, tout à fait brutal, de causalité devient, en s'intellectualisant de plus en plus, l'esprit métaphysique par excellence, celui qui fait naître et reproduit sans cesse, sans pouvoir les résoudre jamais, des questions auxquelles l'homme a pourtant attaché ses plus grands titres à la prééminence de son espèce sur toutes les autres espèces animales.

Je n'ai pas besoin d'ajouter que ce sens de la causalité, qui est nécessaire à la conservation de l'individu et de l'espèce, et à la satisfaction de leurs premiers besoins, est aussi un des plus grands mobiles de l'avancement des sciences et de leurs applications à tous les arts industriels. C'est l'esprit qui fait faire des découvertes, c'est l'essence du génie ; mais c'est aussi la cause des divagations les plus absurdes et des prétentions les plus folles, auxquelles se soient laissé aller l'intelligence humaine et la philosophie.

En définitive, on pourrait dire que le sens de la causalité, auquel on conserverait ce nom, a essentiellement pour objet de nous faire transporter hors de nous la cause de nos sensations. Plus son développement serait considérable, plus son activité serait grande, et plus grande serait l'ardeur à rechercher les causes, à les personnifier, à prendre pour elles les signes qui représentent les idées que nous nous en formons ; et cela aurait lieu, ajouterait la phrénologie, dans le cas surtout où l'activité de ce sens serait jointe à celle de l'idéalité, de l'individualité, de la configuration. Ce seraient l'existence et l'exercice de ce sens qui nous feraient croire à l'existence des corps, et, plus tard, à celle de substances que nous ne croyons pas être des corps ; ce seraient eux qui prouveraient l'existence de la matière, à la ma-

nière dont Gall a cru que l'existence du sens de la
théosophie prouve celle de Dieu, par la corrélation
nécessaire que ce psychologiste établit d'un sens
quelconque à son objet, genre d'argument on ne
peut plus contestable, mais que ce n'est pas ici le
lieu de discuter.

CHAPITRE III.

*Des manières d'être ou d'agir, affectives et intellec-
tuelles, des Facultés primordiales.*

————

Je viens d'exposer en détail le système des facultés
primordiales de la phrénologie, à peu de chose près
comme si j'étais un de ses disciples, et comme si je
prenais toujours pour des faits naturels de simples
arrangemens de systématisation. Mais ce n'est pas là
toute cette doctrine. Il faut, pour que l'examen en
soit complet, voir comment elle rallie à elle d'abord
toutes les manifestations affectives générales qui forment, dans la philosophie des écoles, le domaine de
la volonté, puis surtout le système des facultés intellectuelles proprement dites, ou des facultés de l'entendement.

I.

Pour ce qui est du premier point, voici succinc-
tement, et suivant son esprit ou sa lettre, les solutions de la phrénologie.

La *vocation*, l'*impulsion*, etc .. sont, suivant elle,
le résultat de l'action permanente, sourde et, en
quelque sorte, chronique, d'une ou de plusieurs facultés primordiales.

Le *désir*, c'est le résultat, pour ainsi dire aigu, du commencement d'action de toute faculté vers son objet, et il est toujours accompagné d'un sentiment de bien-être qu'on nomme plaisir.

Le *plaisir* et la *douleur* ne sont que le mode le plus général de la satisfaction ou de la non-satisfaction d'un besoin ou d'une aptitude.

L'*affection*, c'est un sentiment plus fort et plus caractérisé que le désir, et qui résulte de l'action d'une ou de plusieurs facultés. Suivant Spurzheim, c'est surtout un mode d'action des facultés affectives.

La *passion*, c'est le plus haut degré des affections, ou de l'action d'une ou de plusieurs facultés, et surtout des penchans proprement dits, ou du premier ordre des facultés affectives.

La *volonté* n'est vraiment que le plus haut degré du désir, et elle est d'autant plus forte que les penchans sont plus violens et moins réfléchis. Par conséquent, la *liberté* est en raison inverse de la volonté, et cette liberté, loin d'être absolue, n'est elle-même, dans son plus haut degré, que la possibilité qu'a l'homme de choisir la détermination qu'il croit la meilleure, d'après tous les motifs que tire sa raison soit de l'action de ses facultés intellectuelles et affectives, soit de celle des agens extérieurs.

J'aurai, du reste, occasion de revenir sur les deux questions de la liberté et de la volonté ; et, sans insister davantage sur les autres modes affectifs généraux du désir, de l'affection, de la passion, je me borne à dire que la phrénologie me semble les avoir énoncés d'une manière plus naturelle, plus claire, et surtout beaucoup plus détaillée, que cela n'avait été fait avant elle , et même par le chef de l'école écossaise. Je passe à un point plus important et plus difficile, la manière dont elle a rallié à ses facultés primordiales les facultés intellectuelles proprement dites des systèmes de philosophie qui l'ont précédée.

II.

Cette manière consiste, comme je l'ai déjà dit plusieurs fois, à envisager les facultés de l'entendement proprement dit, non plus comme des facultés réellement distinctes et primitives, mais seulement comme des modes ou des degrés d'action des facultés réellement primordiales.

Ainsi, l'*attention*, regardée dans les systèmes de psychologie les plus modernes, comme la première ou comme une des premières facultés de l'entendement, a été considérée par Gall et par la phrénologie, non plus comme une faculté distincte, mais comme le premier mode d'action, un mode commun et nécessaire, de toute faculté. C'est, comme son nom l'indique, la tension, l'entrée en action, l'éveil de chacun de ces sens internes ; éveil soit spontané, soit provoqué par la volonté, soit dû à l'action des viscères ou des sens extérieurs. Il y a donc, dit la phrénologie, autant d'espèces d'attention qu'il y a de facultés primordiales, et ce mode d'action est en raison directe du développement et de l'activité de chacune d'elles. Si, dans certains cas, un individu paraît doué d'une grande force d'attention sur tous les sujets de ses facultés, c'est que, chez lui, ces dernières , quelque soit leur développement proportionnel , sont toutes douées d'une grande intensité d'action.

On ne peut nier que cette manière d'envisager l'attention , et d'expliquer comment il se fait qu'un homme , ou tout autre animal , soit très-attentif pour tel ordre de sentimens ou de sensations , et ne le soit quelquefois que très-peu ou même aucunement pour tel autre ; on ne peut nier, dis-je , que cette manière de voir ne soit plus satisfaisante , et n'embrasse plus complétement tous les faits d'attention que tout ce qui a été dit antérieurement sur cette prétendue faculté. Cependant, ce premier degré d'action de toute faculté, ou plutôt cet état indispensable de toute faculté agissante , cette attention , qui est , pour ainsi dire, le synonyme d'action intellectuelle, Spurzheim ne l'a pas regardée comme un mode tellement général, tellement uniforme, tellement invariable de toutes les facultés , qu'il n'ait cru pouvoir admettre une faculté perceptive médiate , qu'il a nommée sens de l'éventualité ou des phénomènes , laquelle considère soit les événemens du dehors, soit les faits du dedans, c'est-à-dire l'action des autres facultés, et dont l'action , appliquée aux sensations présentes, serait l'attention par excellence , renforcerait , autant qu'il m'a paru, l'attention de chacune des autres facultés , l'intellectualiserait davantage , et , sans doute , expliquerait ce plus grand degré d'attention que certains individus semblent pouvoir donner presque indistinctement à toutes sortes de faits ou d'événemens.

Mais Spurzheim est encore allé plus loin dans cette voie. Gall avait admis purement et simplement

que la perception, la mémoire ou réminiscence, le
jugement et l'imagination sont, comme l'attention,
des degrés ou des modes d'action de toute faculté
fondamentale, c'est-à-dire que chaque faculté, de
même qu'elle peut percevoir les sensations ou les
idées de l'ordre qui lui est propre, peut aussi en
avoir la mémoire ou la réminiscence, peut comparer leurs rapports et les juger, peut imaginer ou inventer dans l'ordre spécial de son action. Spurzheim
accorde bien que la perception, la mémoire, l'imagination, le jugement ne sont pas des facultés primordiales, mais seulement des modes d'action de ces
dernières; mais il nie que ce soient des modes d'action de toutes sans exception. Suivant lui, les facultés affectives en sont dépourvues; elles sont, à proprement parler, de simples facultés impulsives, des
mobiles d'action, qui n'ont ni perception, ni mémoire, ni imagination, ni jugement, qui n'ont pas
même conscience de leur propre action : ce sont les
facultés intellectuelles qui ont tout cela pour les facultés affectives, et qui l'ont, en outre, pour elles-
mêmes. Voilà, sans contredit, une analyse bien subtile; il s'agit d'examiner si, d'après les principes
même de la phrénologie, elle repose sur des fonde-
mens bien solides.

Les facultés affectives, telles, par exemple, que les
sens du courage, de l'approbation, de la vénération,
n'ont pas, sans doute, la perception des objets, qui
sont cependant pour elles une cause d'entrée en
exercice, puisque la perception de ces qualités est la
fonction exclusive des sens, ou plutôt des facultés
perceptives immédiates. Mais elles ont cela de commun avec les facultés intellectuelles supérieures ou

non perceptives , et , comme elles, elles reçoivent, des facultés perceptives , immédiates , les matériaux extérieurs sur lesquels s'exercent leurs impulsions, leurs désirs, leurs passions.

Mais ces impulsions, ces désirs, ces passions , et les sentimens , les idées dans lesquels l'analyse peut les résoudre, les facultés affectives, à la différence des facultés réflectives , n'en ont pas même la conscience , au dire de Spurzheim ; ce sont les facultés intellectuelles perceptives qui l'ont pour elles , et spécialement le sens des phénomènes. Les facultés affectives, ajoute cet auteur, n'ont pas même connaissance des objets de leur satisfaction. *La faim ne connaît pas les alimens, ni le courage son adversaire, ni la circonspection l'objet de sa crainte, ni la vénération l'être auquel elle s'adresse.* C'est le sens des phénomènes qui connaît tout cela pour elles , et en donne connaissance aux facultés réflectives. S'il en est ainsi, les facultés affectives sont bien complétement aveugles. Ne connaître ni l'objet vers lequel on est poussé, ni les motifs extérieurs qui vous y poussent, ni même les sensations intimes par lesquelles on y est conduit ; en d'autres termes , n'avoir pas conscience de soi, c'est bien une cécité complète, un manque absolu d'intellectualité, et comme une non-existence.

Les facultés affectives, c'est-à-dire les penchans et les sentimens, étant, suivant Spurzheim , non-seulement sans perception immédiate des qualités extérieures des objets qui peuvent les faire entrer en action , mais encore sans perception de leur propre action et de l'objet de cette action , à plus forte raison doivent elles être sans mémoire de leurs émotions

20.

et de leurs idées, sans imagination et sans jugement.
Pour la mémoire, c'est le sens des phénomènes ou
de l'éventualité qui est leur fondé de pouvoir ; pour
l'imagination, c'est sûrement encore le même sens,
mais il faut essentiellement qu'il s'y aide de l'action
de certaines autres facultés perceptives, telles que les
sens de l'individualité et de la configuration ; pour le
jugement, enfin, les facultés affectives sont encore
suppléés, à ce qu'il me semble, par le sens des phénomènes, mais surtout par les deux facultés réflectives de la comparaison et de la causalité.

Dans ma manière de voir relativement aux classifications psychologiques, cette opinion de Spurzheim sur les facultés intellectuelles proprement
dites ou modes généraux d'action des véritables
facultés, dont il prive les penchans et les sentimens,
cette opinion a beaucoup moins d'importance que ne
lui en croyait son auteur, ou plutôt elle n'en a
aucune ; c'est une pure dispute de mots, mais une
dispute de mots qui est un pas rétrograde en phrénologie. Il est impossible, en effet, de ne pas voir,
dans des penchans et des sentimens aussi aveugles
que les fait Spurzheim, l'instinct ou la passion des
anciens moralistes, divisée en un certain nombre de
passions ou d'instincts secondaires, et dans la faculté
des phénomènes qui a, pour eux, de la perception,
de la mémoire, de l'imagination, et même un peu de
jugement qui s'ajoute à celui des facultés réflectives,
la perception, la mémoire, l'imagination, le jugement, considérés abstractivement comme dans l'ancienne idéologie, et appliqués aux déterminations
de la passion et de l'instinct. Il vaudrait mieux s'en
tenir à la manière de voir de Gall sur les modes

généraux d'action des facultés , qu'il considère
comme communs à toutes sans exception ; cela n'est
pas si alambiqué , et cela est plus clair.

Je vais terminer, en peu de mots , l'examen de
la perception, en la considérant dans les facultés qui
en sont douées, suivant Spurzheim comme suivant
Gall, c'est-à-dire dans les facultés intellectuelles,
soit perceptives, soit réflectives.

Pour ce qui est des premières, ce mode d'action
est aussi simple que possible dans ce que la phrénologie appelle fonctions immédiates des sens, et ce
qu'il serait, comme je l'ai déjà dit, plus logique, et
même plus phrénologique, d'appeler facultés perceptives immédiates. Il a pour objet la perception toute
nue des qualités des corps , en vertu de l'action de
chacun des sens extérieurs, et, dans ce cas, il n'est
autre chose que la sensation des écoles philosophiques. Dans les facultés perceptives médiates , au contraire, la perception, beaucoup plus complexe,
comprend les idées d'existence, de forme et toutes
les diverses notions de relation des objets extérieurs,
par exemple celles d'étendue, de pesanteur dans les
sciences et les arts industriels, et, dans les lettres,
les beaux-arts, celles qui ont trait à la poésie , à la
peinture, à la musique. Les facultés réflectives,
enfin, perçoivent l'action de toutes les autres facultés et la leur propre , c'est-à-dire que leur perception est la réflexion des écoles philosophiques ; et la
phrénologie n'a fait ici, comme en beaucoup d'autres lieux, que changer les termes, ou y introduire
des divisions, qui ne sont encore que des mots. Suivant elle, en effet, le sens des phénomènes serait
une sorte de premier degré de réflexion pour les

émotions des facultés affectives , et aussi pour les perceptions des autres facultés perceptives , ses compagnes , premier degré dans lequel , sans doute , les facultés réflectives proprement dites , iraient puiser leurs matériaux pour la réflexion relative aux émotions des penchans et des sentimens. Or ce ne sont là que des formules , qui expriment seulement , d'une manière plus sensible , les degrés successifs de la réflexion. Je passe à l'examen de la mémoire , envisagée d'après les données de la phrénologie.

Désirs , passions , sensations , idées de toutes sortes , il n'y a pas une de nos manifestations intellectuelles, depuis le sentiment le plus vague jusqu'à l'idée la plus nette et la plus déterminée , depuis le fait intellectuel le plus simple jusqu'à la manifestation morale la plus complexe , qui ne puisse se retracer à notre esprit, soit involontairement, soit par l'effet de la volonté. Aussi Gall avait-il regardé la *mémoire* comme un mode d'action commun à toutes les facultés sans exception , tout en donnant plus spécialement ce nom à des facultés dont le domaine comprend surtout les diverses sortes de mémoire , admises avant lui par les psychologistes, telles que la mémoire des choses, celle des personnes, celle des lieux, celle des mots, différentes espèces de mémoire, en effet, qui, avec celle des chants musicaux, forment ce qu'il y a de plus saillant dans les diverses faces de cet attribut de l'intelligence humaine.

Spurzheim n'admet, comme je l'ai déjà dit, de mémoire que dans les facultés intellectuelles, soit perceptives, soit réflectives, et il pense que la mémoire, ou répétition du sens des phénomènes, rappelle les émotions, ou les perceptions des facultés affectives. En outre, il sépare la réminiscence de la mémoire , tandis que Gall, au rebours d'Aristote, les considérait comme deux espèces du même mode d'action, sous le nom de mémoire volontaire ou proprement dite, et de mémoire involontaire ou réminiscence. Pour Spurzheim, la réminiscence n'est plus le rappel, à la vérité involontaire, d'une perception, ou d'une notion bien précise, mais c'est un sentiment qui nous apprend que nous avons déjà eu cette perception, cette notion, sans que nous puissions nous rappeler ni l'une ni l'autre, comme quand on se souvient d'avoir su le nom d'une personne, sans pouvoir le dire ; et c'est cette simple variété de la mémoire, soit volontaire, soit involontaire, que Spurzheim regarde, sous le nom de *réminiscence*, comme la répétition d'action, ou la mémoire du sens des phénomènes. Mais s'il en était ainsi, ce devrait être là toute la mémoire des facultés affectives, puisque, suivant Spurzheim, elles n'en ont pas d'autre que la répétition de ce sens, et alors elles n'auraient pas de mémoire proprement dite, soit volontaire, soit involontaire. Or, il ne peut pourtant pas être mis en doute qu'on se rappelle, soit volontairement, soit involontairement, avoir très-positivement éprouvé tel ou tel désir, telle ou telle affection, telle ou telle passion, c'est-à-dire tel ou tel résultat de l'action des facultés affectives, et toutes les idées dans lesquelles il est décomposable, ce qui ne saurait avoir lieu si ces facultés n'avaient pour mémoire que la répétition d'action du sens des phénomènes, avec les caractères que lui attribue Spurzheim. Ou ce philosophe s'est mal rendu compte de ses idées, s'y est perdu en voulant y introduire une analyse trop subtile et purement nominale ; ou il les a mal exprimées, dans une langue qui ne lui était pas assez familière.

L'*imagination* qui, suivant Spurzheim, est le troisième et dernier mode de qualité des facultés intellectuelles, est considérée par Gall comme le quatrième et le plus haut degré de leur activité, le jugement, dont je parlerai plus bas, n'étant, suivant lui, que le troisième. Gall regardait, avec raison, l'imagination comme le résultat de l'action, en quelque sorte spontanée, des facultés, comme l'esprit créateur, l'esprit de composition, de découverte, le génie, et il en faisait un mode commun à toutes les facultés, aux penchans comme aux facultés les plus intellectuelles. Spurzheim est réellement de même opinion, lorsqu'il dit que l'imagination, c'est l'instinct dans les penchans des animaux, qu'elle porte le nom d'imagination dans les facultés intellectuelles de l'homme, mais qu'elle n'a point de nom spécial pour les facultés affectives; ce qui ne l'empêche pas de dire ailleurs que les penchans et les sentimens, c'est-à-dire les facultés affectives, sont dépourvues d'imagination comme de perception et de mémoire, s'égarant ainsi dans toutes les distinctions subtiles qu'il a cherché à faire entre les facultés admises primitivement par Gall, et surtout entre leurs modes d'action. Il n'y a donc pas, suivant ce dernier, de faculté véritablement primordiale, d'aptitude bien réelle, qui ne puisse avoir et n'ait effectivement son imagination, son esprit d'invention, son génie. Mais, dans le langage usuel, on donne plus spécialement le nom d'imagination à la faculté de sentir, de penser par images, et par conséquent au goût des beaux-arts, au génie poétique surtout, ou, pour parler le langage de la phrénologie, et même d'après ses propres aveux, au résultat psychologique complexe de l'action des sens de l'idéalité (instinct poétique de Gall), de la merveillosité, de l'individualité, de la configuration. La première de ces facultés surtout, ainsi que j'ai déjà eu l'occasion de le montrer, n'est autre chose que l'imagination, et pourrait dispenser de reconnaître celle-ci comme mode commun d'action des autres facultés. C'est encore ici un des cas, il importe de le remarquer, où la phrénologie, entraînée par la force des choses, et l'incertitude de la matière, confond, sans le vouloir, et peut-être sans le savoir, ses facultés primordiales avec leurs modes d'action, tantôt spécialisant ceux-ci, tantôt généralisant celles-là, suivant les besoins momentanés de sa systématisation.

Spurzheim, admet bien avec Gall, que le *jugement* est un mode d'action des facultés, mais d'abord il prétend, comme il a fait pour les autres modes, la perception, la mémoire et l'imagination, que le jugement n'est un mode d'action que des facultés intellectuelles ; ensuite sa manie de rectification et de distinction lui fait dire que le jugement n'est point un mode de *quantité,* ou un *degré* d'action de ces facultés, mais un mode de *qualité,* en ce que le jugement, qui est la faculté de sentir les rapports existant entre les objets ou leurs qualités, peut être bon ou mauvais, droit ou défectueux, etc... Mais on en peut dire autant de la perception, et surtout de la mémoire ; et, en outre, le jugement peut être, comme elles, plus ou moins prompt, plus ou moins actif, plus ou moins parfait, ce qui en fait bien un mode de quantité. La distinction de Spurzheim me paraît donc sans fondement, et par cela même inutile ou plutôt nuisible. Il vaudrait mieux reconnaître avec Gall, que le jugement

est un des quatre degrés ou modes d'action des facultés, degrés ou modes qu'on énoncera dans l'ordre
qu'il leur a donné lui-même, et qui est effectivement
celui de l'élévation ou de l'importance plus grande
de leurs résultats. *Attention et perception*, *mémoire*,
jugement, *imagination*, en n'oubliant pas qu'imagination est souvent synonyme de génie, telles sont
donc les quatre ou cinq facultés que la phrénologie a
cru devoir conserver des anciennes facultés de l'entendement, pour en faire autant de modes d'action,
soit de toutes les facultés primordiales suivant Gall,
soit des facultés intellectuelles seulement suivant
Spurzheim, et qu'elle a regardées comme pouvant
rallier à elles toutes les autres facultés intellectuelles
des anciens philosophes, et comme pouvant expliquer toutes les manifestations psychologiques de
l'homme et des animaux.

Quant aux autres facultés admises par les idéolo-
gues, telles que l'abstraction, la comparaison, la réflexion, le raisonnement, la phrénologie les rattache,
soit implicitement, soit explicitement, à un de ses
quatre modes généraux d'action des facultés intellectuelles ; ou bien elle les considère, non point comme
des modes de ces facultés, mais bien comme des facultés primodiales elles-mêmes, dont elle n'a fait que
changer le nom, en vertu d'une analyse qu'elle croit
supérieure à celle des écoles.

L'abstraction tient à la fois de la perception et de
la comparaison ou du jugement. Percevoir nettement
toutes les qualités d'un objet, de manière à bien les
isoler l'un de l'autre, c'est abstraire, et chacune des
idées sensibles qui en résultent est une idée abstraite
simple. Voir qu'une ou plusieurs des qualités de cet

objet se retrouve dans d'autres objets, et donner un nom commun à cette qualité considérée dans différens corps, c'est former des idées abstraites générales, et c'est même plus que de l'abstraction, c'est de la comparaison et du jugement. Sous aucun rapport donc la faculté d'abstraire ne peut être considérée comme un sens à part; et à vrai dire, la phrénologie ne s'en est pas occupée.

Pour ce qui est de la *comparaison*, mais de la comparaison purement logique, de celle qui consiste à voir, en même temps, deux ou plusieurs idées, leurs rapports de convenance ou de disconvenance, leurs degrés de compréhension, il est évident que ce n'est, comme je l'ai déjà exposé, qu'une des faces ou des degrés, le premier si l'on veut, du jugement. Jugement nécessite comparaison, comme on pourrait dire qu'il ne peut pas y avoir de comparaison sans jugement, au moins tacite. La comparaison est donc le même mode d'action des facultés que le jugement, un mode d'action instantané; et, soit avec la phrénologie, soit avec l'ancienne psychologie, il n'y a pas à la considérer comme une faculté primitive.

La *réflexion* n'est point une faculté distincte et isolée de l'esprit, et jamais elle n'a été donnée comme telle par aucun philosophe qui ait eu de le précision dans les idées. Suivant Locke, par exemple, elle est une des deux sources de nos idées, et la sensation en est l'autre. Elle renferme ainsi tout ce que cette dernière ne comprend pas, la perception, la rétention ou mémoire, la distinction, la comparaison, le jugement; et Condillac dit à peu près la même chose en d'autres termes. Le mot de réflexion n'exprime donc qu'un reploiement de l'esprit sur lui-même,

une réaction de l'intelligence sur ses propres actes,
et il a servi à la phrénologie à désigner, sous le titre
commun de facultés réflectives, les deux dernières
facultés qu'elle admet, celles de la comparaison et
de la causalité. En faisant en son lieu l'examen de
l'une et de l'autre, j'ai d'abord montré, ce que je
rappelais tout à l'heure, que la comparaison, soit
instantanée, soit réflective, est un acte de l'esprit,
qui ne peut-être séparé du jugement, et qui ne demande, pour faculté qui l'explique, que celle que
suppose ce dernier acte lui-même. J'ai dit ensuite
que le sens de la causalité me paraissait, au contraire,
pouvoir être considéré comme une faculté primordiale, commune, dans son essence, aux animaux et
à l'homme et qui, par cette raison, pouvait tout
aussi bien être placée au bas de l'échelle, parmi les
instincts, qu'en haut, parmi les facultés réflectives.
Je n'ai donc plus à revenir là dessus, et il me reste,
pour achever l'examen du système de Gall et de
Spurzheim, à traiter de sa partie pratique, c'est-à-
dire à donner quelques exemples de la manière
dont ces philosophes font dériver certaines affections,
certaines passions, certains caractères, de leurs facultés primordiales ; et à rechercher surtout quelles
applications ils ont faites de leur doctrine aux questions scientifiques ou sociales de la raison, du libre
arbitre, de l'éducation, de la culpabilité, de la folie
et de la perfectibilité humaine.

PARTIE PRATIQUE
DU SYSTÈME DE GALL

ET

DE LA PHRÉNOLOGIE.

PARMI les affections et les passions considérées phrénologiquement, il y en a qui sont simples, c'est-à-dire qui sont le résultat essentiel et direct de l'action d'une seule faculté, dont souvent même elles portent le nom; telles sont, par exemple, l'amour, le courage, l'amour-propre, la circonspection, la fermeté, l'espérance, etc.... Il y en a d'autres qui sont un résultat, simple encore, mais non plus aussi

direct, de l'action d'une seule faculté, par exemple
le doute, la crainte, le désespoir, etc., qui sont, dit
Spurzheim, de *certaines* affections du sens de la circonspection. Il y en a, et c'est le plus grand nombre,
qui sont le résultat de l'action composée de plusieurs
facultés, par exemple l'horreur, qui vient de l'action
complexe des sens de la bonté, de la vénération, de
la justice, de la circonspection, de l'approbation et
de la configuration. Il y en a, enfin, qui sont le résultat de l'action simultanée, et en même temps du
défaut d'action d'un certain nombre de facultés, par
exemple l'impertinence, qui résulte de beaucoup d'a-
mour-propre, de courage, et d'autres inclinations
inférieures, et de peu de justice, de vénération, de
bonté et de circonspection.

J'ai extrait textuellement, et à dessein, ces divers
exemples d'affections et de passions, soit simples,
soit composées, de l'ouvrage de Spurzheim sur la
nature morale et intellectuelle de l'homme. Ils montreront, mieux que tout ce que je pourrais dire, d'a-
bord que, dans le plus grand nombre des cas, la
phrénologie, pour rendre compte d'affections et de
passions qui, par leur nom anciennement connu, et
par l'idée, véritablement très-claire, que tout le
monde en a, pouvaient passer, et passaient de temps
immémorial, pour des manifestations morales simples, la phrénologie, dis-je, est obligée d'avoir recours à un concours de facultés, dont la réalité n'est
pas tellement bien établie qu'on ne pût en proposer
un différent ; et cette circonstance peut s'ajouter à
toutes celles qui prouvent combien est précaire et
conjecturale l'analyse phrénologique des sentimens
moraux et la distinction des facultés qu'ils supposent.

On remarquera ensuite que plusieurs de ces sentimens, qui sont loin d'être identiques, le doute,
la crainte, le désespoir, par exemple, sont donnés
comme de *certaines* affections d'une même faculté;
et, si cela a lieu ainsi dans ce cas et dans plusieurs
autres, pourquoi cela ne serait-il pas possible dans
d'autres encore, et pourquoi le nombre des facultés
n'irait-il pas ainsi diminuant et se réduisant, ce qui
reproduirait, sous un autre point de vue, l'observation que je faisais tout à l'heure.

On remarquera, enfin, qu'il y a des affections qui
dépendent, tout à la fois, de l'action d'un certain
nombre de facultés et du manque d'action de plusieurs
autres. Mais, s'il en est ainsi, on ne conçoit pas
comment Spurzheim, de qui est cette opinion, a pu
dire, contre Gall., qu'un sentiment, une passion,
par exemple, la *peur*, qu'il regarde comme une
certaine affection du sens de la circonspection, tandis que Gall la considère comme un défaut d'action de celui du courage, on ne conçoit pas que
Spurzheim ait pu dire que du manque d'action des
facultés il ne peut résulter aucun effet psychologique,
puisque, de son propre aveu, le contraire a lieu dans
certaines passions qu'il croit composées. Il y a là,
au moins dans les termes, une contradiction qui
prouve de nouveau que l'établissement des facultés
primordiales de la phrénologie, vraie en ce sens, que
le sentiment et le fait primitif et générateur de l'intelligence, n'est plus, dans les applications de ce
principe, et surtout dans celles qui ont trait aux facultés supérieures, qu'une distinction systématique,
utile, indispensable, sans doute, au soulagement
de l'esprit dans la considération de ces matières,

mais qui ne saurait, comme tous les artifices de ce genre, prétendre à une précision invariable, non plus qu'à l'assentiment général.

Mais la partie de la philosophie de Gall, qui tient le plus immédiatement au bien-être social par tout ce qu'elle a d'applicable à la direction et à la répression des actions humaines, ce sont ses théories de la raison, du libre arbitre et de la volonté. Je n'ai pas besoin de rappeler quelles solutions avait données, en ce genre, la philosophie du pur esprit. Raison, liberté, volonté absolue, telles étaient ses formules. L'attention regardait, la comparaison pesait, le jugement prononçait. Evidemment on ne pouvait pas se tromper, ou, si l'on se trompait, c'était volontairement et en pleine connaissance ; cela ne faisait pas l'objet d'un doute : bien que les auteurs de ces fausses et inconcevables affirmations fussent souvent les philosophes les plus fougueux, les plus passionnés, les moins libres, et néanmoins les plus volontaires, et que leurs ouvrages eussent pu servir de pendant u livre de Sénèque sur le mépris des richesses.

Une philosophie qui avait tenu compte de tous les motifs des déterminations humaines, soit intra, soit extra-cérébraux, qui surtout avait apprécié tous leurs degrés successifs d'irrésistibilité, et qui les avait exposés dans leur plénitude, mais tels que les donnent la nature et l'observation ; une telle philosophie ne pouvait comprendre, ne pouvait admettre d'aussi fausses théories. Son droit, bien plus son devoir, était de les renverser et de leur substituer la vérité, telle au moins qu'il nous est donné de la connaître sur ces matières difficiles, où l'homme, dans ce qu'il a de plus secret, est le sujet de sa propre observation.

Le mot de RAISON a, comme on l'a remarqué, des acceptions assez nombreuses et un peu différentes les unes des autres. Mais elles peuvent, en général, se ramener au pouvoir que possède l'homme de réfléchir sur tous ses états, sur tous ses actes intellectuels, quels qu'ils soient, de les comparer, de les peser, et de porter, sur leur résultante, un jugement qu'on a appelé, par excellence, jugement philosophique. C'est par ce jugement, lorsqu'il s'applique aux déterminations et aux actes qui en sont la suite, que la raison tient au côté moral ou affectif de l'intelligence humaine, c'est-à-dire à la volonté.

La raison, d'après l'ancienne doctrine philosophique étant l'apanage exclusif de l'homme, comme l'instinct, c'est-à-dire la réunion des penchans et de quelques-uns des sentimens de la phrénologie, était l'apanage exclusif des animaux, il s'ensuivait que la raison, n'ayant à s'exercer que sur elle-même, sur les impressions des sens extérieurs, et tout au plus passagèrement, et par suite de ces mêmes impressions, sur quelques besoins voisins des penchans, et sur des passions ou des affections dues à l'action du monde extérieur et n'ayant point de racines dans l'organisation de l'homme ; il s'ensuivait, dis-je, que la raison devait être supposée d'une perfectibilité, je dirais même d'une responsabilité presque absolue, de même que, par une erreur opposée, mais moins grande, l'instinct était regardé comme à peu près complétement déraisonnable, irrésistible dans ses impulsions, et en conséquence irresponsable. Ces opinions, suivant Gall, sont fausses toutes les deux, parce qu'elles sont trop exclusives, et elles doivent se modifier l'une par l'autre. La raison et l'instinct, ou plutôt les facultés qui les composent ne sont point absolues : elles marchent parallèlement, mais en sens inverse. Ce sont deux échelles dont les degrés ascendans de l'une correspondraient aux degrés descendans de l'autre. En d'autres termes, l'impulsion donnée par les facultés est d'autant plus irrésistible, que ces facultés se rapprochent davantage, par leur caractère et par leur objet, des penchans et des besoins immédiatement nécessaires à la conservation et au bien-être le plus indispensable de l'individu et de l'espèce. Mais cette irrésistibilité peut aussi avoir lieu dans l'impulsion communiquée par les facultés intellectuelles les plus élevées, lorsqu'elles sont portées à un degré extrême de développement et d'activité, lorsqu'elles prennent, en un mot, soit passagèrement, soit et surtout habituellement, le caractère de passions. La raison est, pour ainsi dire, la résultante des actions de toutes les facultés qui entrent simultanément en exercice, à l'occasion d'une même cause et pour le même but ; et cela suivant les circonstances modifiantes de l'instruction ou de l'ignorance, de l'âge, du sexe, de l'état de santé ou de maladie, de réfection ou de jeûne, etc.... Lorsque l'organisation est assez heureuse pour que, dans cette résultante, le présent ne soit pas envisagé seul, mais qu'il soit tenu compte du passé et surtout de l'avenir, on dit que l'entendement l'a emporté sur l'instinct, l'esprit sur la chair, et l'on proclame l'excellence de la raison et le triomphe de la vertu. Que la résultante, soit, au contraire, à l'avantage du présent tout seul, au profit des besoins, des appétits, des penchans, on dit que l'instinct l'a emporté sur l'entendement, la chair sur l'esprit, que la raison a fléchi, et que le vice a triomphé. Dans ce dernier cas, la résultante de toutes les impulsions a à peine été formulée en jugement par les facultés supérieures ou réflectives, et c'est alors que l'on a pu dire qu'on s'est déterminé, qu'on a agi sans réflexion, sans raison.

Ce que je viens de dire de la raison, ou du prononcé des facultés supérieures, d'après les principes de la doctrine de Gall, pourrait tout aussi bien s'appliquer au LIBRE ARBITRE. C'est que le libre arbitre et la raison ne sont, sous des noms différens, que le même point de vue de l'entendement. L'homme ne jouit du libre arbitre ou de la liberté morale, qu'en vertu de discussions intimes dont sa raison le rend capable, et, d'après ce que je viens de dire de toutes les conditions en vertu desquelles la raison prononce un jugement, lorsqu'elle est en demeure de le prononcer, on peut bien affirmer que ces dénominations de libre arbitre, ou de liberté morale, ne lui conviennent que très-peu. La moralité, l'arbitre, ou plutôt l'arbitrage intime des déterminations de l'homme ne sont point complétement libres ; ils sont, au contraire, environnés des liens les plus assujettissans, et restreints dans d'étroites limites. Rien en effet, dans une foule de cas, de plus difficile à la raison, que de reconnaître la valeur relative des motifs, souvent fort nombreux, qui nous déterminent, quand nous croyons cependant n'être mus que par un seul. Aussi cette extension trop grande, donnée par Gall lui-même, au libre arbitre ou à la liberté morale, l'a-t-elle, à mon avis, entraîné dans quelques erreurs sur la nature de la volonté.

Il a voulu distinguer les désirs, les volitions de la volonté, qui ne serait, suivant lui, que le vouloir

des facultés supérieures pesant, jugeant et se déter-
minant, ce qui la ferait rentrer tout à fait dans la
raison et la liberté. Cette distinction n'est peut-être
pas dans la nature des choses. La volonté s'exerce de
bas en haut, depuis les besoins jusqu'aux facultés intellectuelles les plus élevées, et elle ne change pas
pour cela de caractère. J'en appelle, à cet égard, à
l'expérience personnelle de chacun. On *veut*, de la
même façon, tout aussi fort, plus fort même, manger,
procéder au coït, défendre sa propriété, sa propre
personne, qu'exercer un acte de bienfaisance, ou se
livrer à la recherche d'un problème scientifique ; on
le *veut* et on le fait. Il faut donc dire que la volonté
c'est le commencement de la détermination ; et il est
de fait qu'on se détermine plus souvent pour les impulsions de la nature brutale et personnelle, que pour
celle de la nature réfléchie. Il n'y a donc pas de différence d'espèce entre les volitions et la volonté, mais
des degrés souvent insensibles, comme il y en a pour
la raison et pour son autre point de vue, le libre-ar-
bitre. La volonté, c'est la résultante des impulsions
simultanées de l'entendement et de l'instinct.

Malgré cette distinction hasardée, de Gall, dans
ce qui est relatif à la volonté, on conçoit que sa doctrine sur la raison, le libre arbitre et la volonté elle-
même, doctrine qui résultait nécessairement, je ne
dirai pas de ses principes, mais de ses observations
sur la nature affective et morale de l'homme et des
animaux, on conçoit qu'une telle doctrine devait
amener des vues nouvelles sur l'éducation, sur les
devoirs des hommes les uns envers les autres, sur
l'appréciation des délits et des crimes, sur la législation, et surtout sur la législation criminelle.

L'entendement n'étant point une table rase, un papier blanc sur lequel on puisse écrire, à volonté, toutes sortes de caractères, ou bien, suivant les idées de Platon, de Descartes, de Leibnitz, un papier couvert, chez tous les hommes, de caractères identiques, que doivent rendre apparens l'ÉDUCATION et le travail ; l'entendement étant, au contraire, un assemblage de facultés nombreuses, diverses, isolées, n'existant jamais au même degré de développement harmonique chez deux individus ; ou, en d'autres termes, les hommes étant essentiellement et congénialement différens de besoins, de penchans, d'aptitudes, de talens, de qualités bonnes ou mauvaises : ce principe général, dont la vérité est démontrée par tout ce qui précède, ruine de fond en comble l'inconcevable théorie de Condillac et surtout d'Helvétius, sur l'identité des aptitudes, et, partant, sur l'opportunité de la même éducation chez tous les hommes. Sans doute tous les hommes n'ont pas non plus un ou plusieurs penchans prédominans, et dont la réunion puisse, si on la développe par la culture, en faire des hommes extraordinaires ou seulement remarquables dans un genre ou dans un autre ; et il est heureux qu'il en soit ainsi. On peut, en effet, affirmer qu'une société composée de tels hommes serait la pire et la plus anarchique de toutes les sociétés. Mais Gall n'a pas non plus émis une proposition aussi fausse. Au contraire, dans la classification générale qu'il a essayé de faire du genre humain sous le rapport des espèces et des degrés d'aptitude, il a dit formellement que la classe incommensurablement la plus nombreuse, la foule, en d'autres termes, se compose d'hommes en qui il est possible, sans doute, de trouver le germe de toutes les facultés qu'il a admises, de celles surtout de l'ordre le plus inférieur, mais en qui aussi aucune de ces facultés n'a originairement un développement considérable, et n'est susceptible d'en acquérir un semblable par le fait de l'éducation et aux dépens des autres facultés. L'éducation ne peut donc pas plus avoir pour objet de découvrir et de développer, dans tout homme sans exception, un ou plusieurs talens *spéciaux*, que d'y faire naître, suivant Helvétius, un talent, ou plusieurs talens *quelconques*.

Quand les hommes sont doués de quelques-unes de ces aptitudes spéciales, extraordinaires, auxquelles on a donné le nom de vocations, la plupart du temps l'éducation n'est pas nécessaire à leur développement, de même qu'elle n'a que peu d'efficacité pour leur répression, quand ces aptitudes, devenues monstrueuses, d'extraordinaires qu'elles étaient, constituent des penchans malfaisans ou criminels. Tout au plus peut-elle les favoriser, les accroître, ou les diminuer, les pallier. Souvent même son pouvoir ne va pas jusque-là. La faculté l'emporte, ou le talent, le penchant vicieux, qui se compose de l'action complexe de plusieurs facultés.

Au reste, quelles que soient la force et la résultante des penchans, le premier principe qui découle de la doctrine psychologique de Gall, c'est de les étudier, de les connaître, puis de faire agir l'éducation, c'est-à-dire les impressions venues du dehors, dans le sens des penchans, des aptitudes prédominantes, si elles sont bonnes, ou, si elles sont mauvaises, dans celui des penchans ou des aptitudes qui leur sont opposées par leur nature, et dont le développement les neutralisera en tout ou en partie. Le second, c'est de ne point s'obstiner à cultiver une faculté nulle ou presque idiote, surtout si son caractère de vertu ne la rend pas nécessaire à la moralité et au bonheur de l'enfant qu'on est appelé à élever; de ne jamais chercher, par exemple, à développer un de ces talens qui font le luxe de la société, lorsqu'il n'offre pas un germe très-développé et très-évident dans l'existence d'une des facultés primordiales, ou dans la réunion et l'action simultanée de plusieurs d'entre elles.

La phrénologie, comme le remarque Gall, est donc bien éloignée de regarder toute éducation comme inutile, et d'abandonner à la fatalité du hasard le développement des qualités bienfaisantes ou des talens, non plus que la répression de celles des aptitudes que rend vicieuses leur nature, suivant Gall, leur excès seulement, suivant Spurzheim. La phrénologie enseigne, au contraire, toute la puissance des agens extérieurs, comme cause de développement des facultés, et comme mobiles instantanés de leur action. Si, comme je le disais tout à l'heure, certains talens, certaines aptitudes extraordinaires se développent quelquefois sans le concours, ou malgré le concours des circonstances extérieures, les facultés médiocres ont besoin de ce concours, et à plus forte raison les organisations faibles et égales qui forment la masse des professions, et où le travail et la culture ont quelquefois donné des résultats qu'on n'eût jamais obtenus de la nature abandonnée à elle-même.

La restriction considérable que les principes de la phrénologie établissent dans le libre arbitre et dans la volonté, entraîne, de toute nécessité, une grande

22

indulgence dans les relations réciproques des hommes ; aussi Gall et Spurzheim n'ont-ils pas manqué de faire de cette INDULGENCE MUTUELLE, un précepte moral découlant de leur système. Rien, en effet, de plus vrai que ce précepte, et si, dans certains cas, la sévérité doit prendre la place de l'indulgence, c'est beaucoup moins comme punition méritée par un agent bien peu libre, que comme un avertissement capable de le réprimer pour l'avenir.

L'appréciation des délits et des CRIMES, et l'application et la graduation des PEINES, basées sur les mêmes données psychologiques, devront être soumises aux mêmes règles. Une philosophie qui proclamait, ou à peu de chose près, que, lorsqu'on avait failli, c'est qu'on avait voulu faillir, et qui n'allait pas plus loin, devait demander aux lois des punitions et des vengeances. Une doctrine qui démontre que, par l'effet d'innombrables causes intérieures et extérieures de détermination, une faute n'est presque jamais qu'une erreur, le résultat d'un entraînement souvent invincible, doit laisser là ces mots de punition et de vengeance qui, surtout, ne sauraient s'appliquer à la considération des intérêts généraux de la société. Mais cette société ne devra pas rester désarmée pour cela. Elle se défend bien des loups et des tigres, qui ne sont guère libres, à coup sûr ; pourquoi ne se défendrait-elle pas des hommes méchans ou vicieux qui, encore, le sont plus que ces animaux, et qui peuvent lui faire beaucoup plus de mal ? Elle est, au contraire, parfaitement libre de tout faire pour cela. Mais elle ne dira point, avec Beccaria, ces inconcevables paroles « que la vraie mesure des crimes est le tort qu'ils font à la nation, et non l'intention du coupable... (1), et que le châtiment ne se mesure point sur la sensibilité de ce dernier, mais sur le dommage causé à la société (2). » Elle dira-tout le contraire, et elle cherchera quel degré de liberté le prévenu ou le coupable a apporté dans l'exécution de son méfait ou de son crime. Elle l'appréciera, ce degré, et le déterminera aussi exactement que cela est possible dans des réglemens par leur nature aussi généraux que les lois criminelles. Son but, dans ces lois, devra être, comme le dit Gall, de prévenir les délits et les crimes, de corriger les malfaiteurs, dans les cas, malheureusement rares, où cela est possible, et de mettre la société en sûreté contre ceux qui sont incorrigibles. Les châtimens doivent atteindre ce triple but, mais ne doivent pas le dépasser.

A une doctrine de psychologie physiologique, Gall devait chercher dans la *psychologie pathologique*, c'est-à-dire surtout dans la FOLIE, des preuves et des applications. Il devait, en d'autres termes, montrer que cette dernière partie de la science de l'homme intellectuel et moral se rallie parfaitement aux principes de son système, et que son étude en fournit la confirmation ; et c'est, en effet, je crois, ce qu'il a accompli, mais de la façon que je vais dire.

L'étiologie de la folie, son incubation, son début, sa marche, ses diverses formes, tout cela, sans aucun doute, établit invinciblement que ce sont

(1) Beccaria, *Traité des Délits et des Peines*, traduction française. Paris, 1773, in-12, p. 48.
(2) Page 113.

bien les sentimens et les passions, et non point les facultés intellectuelles des écoles, qui sont le fait primordial et générateur de l'intelligence : que c'est sur les sentimens et les passions, c'est-à-dire sur la partie morale de cette intelligence, qu'agissent exclusivement les causes au moins du premier accès de folie ; que c'est par les sentimens et les passions que s'ouvre la scène de la folie, et qu'elle se continue, se diversifie, se complique, jusqu'au point de devenir quelquefois inintelligible. Le délire des idées, c'est-à-dire leurs différens vices d'association, et leur transformation en sensations externes, ne vient qu'après, ou simultanément, et comme expression du désordre de la partie affective de l'intelligence ; et comme, pour Gall, les sentimens et les passions représentent les facultés fondamentales de la pensée, il s'ensuit qu'il a pu dire avec raison, en thèse générale, que la folie est le résultat direct, immédiat du désordre de ces mêmes facultés, et non point celui du désordre des hautes facultés intellectuelles des écoles, l'attention, la mémoire, le jugement, etc. Mais Gall et ses disciples sont allés plus loin, et ont prétendu davantage. Ils ont dit que, dans tous les cas, la folie pouvait être essentiellement ramenée à la lésion et au trouble primitifs d'une ou de quelques-unes seulement de leurs facultés primordiales. Cela n'est pas encore dépourvu de vérité ; il ne s'agit que de s'entendre.

Il est certain qu'il y a des aliénés presqu'exclusivement érotomanes, homicides, destructeurs, rusés, voleurs, et c'est à ces sortes de lésions de l'intelligence qu'on a pu, avec le plus de vérité, donner le nom de monomanies. Eh bien, changez le mot : au lieu de dire qu'il y a des fous érotiques, homicides, etc..., dites qu'il y a des folies partielles du sens de l'amour physique, de ceux de la destruction, de la ruse, du vol, etc..., vous n'aurez pas nui, sans doute à la vérité de la chose, mais vous n'aurez fait que mettre le nom de la faculté à la place de celui du résultat de son action, sans rien préjuger pour la question des organes.

Montez plus haut : passez des penchans aux sentimens de la phrénologie; remarquez que chez un grand nombre de fous, l'orgueil et la vanité ont pris une grande extension, que ces maniaques se croient princes, rois, papes, dieux, et qu'ils portent les insignes de ces divers ordres de pouvoirs; et dites qu'il y a, chez eux, lésion et trouble de l'estime de soi et de l'amour de l'approbation. Voyez-en d'autres qui, dans leurs accès de bienveillance universelle, ne parlent que de faire le bonheur du genre humain, et distribuent, à tort et à travers, honneurs, dignités, richesses, et dites qu'ils sont fous par suite de la lésion des sens de la bienveillance, de l'espérance, de la justice, etc. Voyez-en d'autres encore se croire en communication avec des agens surnaturels, avec l'être suprême, ou se donner pour cet être lui-même, et dites que, chez eux, ce sont les sens du merveilleux, de la vénération et de l'orgueil qui sont malades. Mais voyez surtout les aliénés se diviser en deux grandes classes : la classe assez peu nombreuse de ceux qui sont gais, aimables, bons ou les aménomanes ; la classe bien autrement étendue de ceux qui sont peureux, violens, furieux, désespérés, les tristimanes ou lipémaniaques. Dites que, chez les premiers, les sens de la gaîté, de l'espérance, de la bonté sont exaltés, pervertis ; chez les derniers. ceux de la circonspection, de la rixe, de la destruction : et vous aurez encore rallié des faits vrais sous des mots qui les rappellent, mais qui ne sont toujours que des mots.

Montez plus haut encore : admettez, si vous voulez, quelques faits, assez insignifians, cités par Van-Swieten, Perfect. Pinel et par Gall lui-même; croyez, ce que je ne demanderais pas mieux que de croire si je l'avais vu, que certains aliénés ont montré des talens qu'on leur supposait à peine, ou même qu'on ne leur supposait pas du tout à l'état de raison, sont devenus poëtes, musiciens, dessinateurs, peintres, calculateurs, mécaniciens, orateurs, métaphysiciens même, le tout cependant dans des limites infiniment restreintes; et dites que, chez ces maniaques, il y a eu perversion et exaltation des sens de l'idéalité, de la musique (temps et tons), de l'individualité, du coloris, du calcul, des mécaniques, du langage, de la comparaison et de la causalité, et vous aurez, en fait de monomanies, tout ce qu'il est possible de désirer, et assurément beaucoup plus que cela n'est dans la nature.

Depuis longtemps, en effet, l'expérience a appris que, si le trouble des passions relatives à la partie de la phrénologie qui porte le nom d'instincts ou de penchans, ou plutôt que si le trouble de ces penchans eux-mêmes, donne lieu à des folies nettement exclusives, telles que l'érotomanie ou la monomanie homicide, il n'en est plus de même pour le trouble des passions relatives aux genres plus élevés des facultés phrénologiques. Ici, la même complexité, la même confusion et la même incertitude se représentent que dans l'étude de ces facultés à l'état normal , et il résulte seulement de l'examen des sentimens et des passions pathologiques ou de la folie, ce qui était résulté de la considération des passions à l'état naturel ou de la raison passionnée , savoir : que le fait primordial et générateur , comme je le disais , de l'intelligence. ce sont ces affections et ces passions; que, si les facultés auxquelles elles sont ralliées dans le bas de l'échelle psychologique de Gall et de Spurzheim . peuvent être, à la rigueur, considérées comme fondées dans la nature . plus haut il n'en est plus de même , et que là , la détermination des facultés ne doit , jusqu'à plus ample informé , être regardée que comme le résultat d'une déduction systématique, qui pourrait être différente , sans rien perdre de sa vérité. Il résulte de là , enfin , que le délire d'idées , quelle que soit sa forme, n'est que la suite, l'expression , le mode d'action , si l'on peut ainsi dire , des passions pathologiques, ou des facultés folles, comme la rectitude, l'association normale, quoique plus active, de ces idées , est la suite, l'expression, le mode d'action des passions normales , ou des facultés passionnées; comme enfin, l'association parfaite et calme de ces mêmes idées est le résultat , l'expression , le mode d'action des sentimens calmes et froids qui constituent la raison parfaite et sans passions.

En somme, l'étude de la folie n'a rien donné de plus, mais n'a rien donné de moins , à la phrénologie, pour sa preuve , que ce que lui avait donné l'étude de la raison ; à quoi il faut ajouter que la phrénologie n'avait, de son côté, rien à donner à la science de la folie , pour la direction morale et la cure des aliénés. Pour les hommes d'expérience , en

effet, le traitement de l'aliénation mentale n'a jamais
pu consister et n'a jamais consisté, en général, à
combattre par le raisonnement les erreurs de l'attention, de la mémoire, du jugement chez les aliénés, les vices d'association de leurs idées, ou la
transformation de ces dernières en sensations : mais
il a toujours et surtout consisté à agir sur la partie
affective de l'intelligence, par des impressions morales opposées aux sentimens ou aux passions malades,
ou mieux encore à détourner l'attention et l'imagination, des objets de ces dernières, par des impressions, des douleurs, des actes, des travaux
physiques, et par des médications de même nature.
Or la phrénologie n'aurait pas pu et n'aurait pas dû
conseiller autre chose.

Outre ces questions, en quelque sorte pratiques,
relatives à l'étude et à la guérison de la folie, à l'appréciation des délits et à l'application des peines, à
l'éducation, au jugement des actions humaines, etc..., il
en restait une que Gall ne pouvait manquer d'aborder.
Cette question, étourdissante nouveauté de notre époque, qui a inventé tant d'autres vieilles découvertes,
c'est la question du progrès ou de la perfectibilité
humaine : et il est facile de deviner sous quel rapport
Gall a dû l'envisager, et comment il l'a résolue.

Les facultés morales et intellectuelles n'étant point,
pour lui, de pures notions, le résultat d'une vue de
l'esprit et d'un artifice de classification, mais constituant des êtres presque aussi réels que les faits qu'elles
représentent, le nombre en étant à peu près invariablement fixé, et l'éducation, l'action des objets extérieurs ne pouvant en faire naître de nouvelles ; il résulte de là, de toute nécessité, que la perfectibilité

humaine est, pour Gall, renfermée dans le cercle de ces facultés, ou, en d'autres termes, que cette perfectibilité, ou plutôt le progrès dont elle est la source, ne peut pas quitter les routes battues, rompre tout rapport avec le passé ; qu'il doit, au contraire, continuer ce passé, prolonger ces routes. Mais les prolonge-t-il réellement, les a-t-il toujours prolongées, les prolongera-t-il toujours, et dans toutes les directions? ou autrement, l'espèce humaine est-elle en effet perfectible ; l'est-elle sous tous les rapports, c'est-à-dire dans toutes ses facultés, ou, si l'on veut, dans tous les objets de sa connaissance ou de sa création ; et l'est-elle d'une manière illimitée ou au moins indéfinie ? Voici, à cet égard, l'esprit, sinon la lettre, des idées de Gall.

Non, pour les actes qui ont rapport aux facultés instinctives les moins élevées et communes aux animaux et à l'homme, il n'y a pas, il ne peut pas y avoir progrès. On fait l'amour, on aime ses enfans, on se bat, on tue, on ruse, on vole, on cherche ; sous un rocher ou sous un arbre, un abri contre la pluie ou le soleil, aujourd'hui comme au temps de Noë, ou de Deucalion. Non encore, il n'y a pas progrès pour quelques-unes des facultés, quelques-uns des talens qui ont dans leur domaine les arts d'imagination, les beaux-arts, et pour le développement desquels il ne faut qu'un beau ciel, une belle nature, des sens neufs, une imagination vierge, vive et mobile, comme le ciel, la nature, les sens, l'imagination des anciens Grecs. Aussi, la poésie de ce peuple n'a-t-elle pas été surpassée par la poésie moderne, quoi qu'il soit vrai de dire qu'on établirait difficilement, entre l'une et l'autre, une comparaison exacte. Nous ne pouvons bien comprendre des

peuples enfans, qui n'avaient ni l'imprimerie, ni le
télescope, ni la boussole, et qui trouvaient un charme
extrême à faire ou à écouter des contes mythologiques,
auxquels nos enfans préfèrent les contes de fées, et
que Bacon a eu tort de donner en preuves de la *sagesse des anciens* (1). L'intelligence de ces peuples
est souvent pour nous lettre close, comme l'est encore
celle de quelques peuples nos contemporains, les
Chinois, les Indous, les Turcs même. Mais, telle que
nous la sentons, la poésie des Grecs et des Romains
est, en masse, au moins l'égale de la nôtre, et elle
lui a fourni tous ses modèles.

Quant à l'Architecture et à la Statuaire, s'il est
incontestable que l'art moderne ne saurait, à cet
égard, soutenir le parallèle avec l'art ancien, on
peut assurément douter que la Peinture et même le
Dessin antiques valussent ceux de nos jours, malgré
les merveilles qu'on en raconte et les exhumations
qui s'en font maintenant. C'est que le dessin et la
peinture ne sont pas une simple copie : la statuaire

---

(1) Bacon, *De Sapientiâ veterum*. — Vico a dit, à propos de la Mythologie : *favole di vecchiarelle da trattener i
fanciulli. (Scienza nuova,* t. III, p. 8). Il partage pourtant,
jusqu'à un certain point, l'opinion de Bacon sur la valeur
des emblèmes mythologiques ; seulement il y voit une *sagesse vulgaire,* tandis que Bacon y trouvait une *sagesse profonde* et philosophique. Cicéron et Saint-Augustin n'ont
pas traité avec autant de révérence la religion de leur pays
ou de leur époque. (*De Naturâ Deorum. De Fato. De
Divinatione,* lib. I et surtout lib. II. — *De Civitate Dei,*
lib. III, cap. IV; lib. V, cap. VIII et sequ).

seule a ce caractère (1), et elle ne demande qu'une nature toujours belle et toujours nue, comme l'était celle de la Grèce de Périclès; tandis qu'il y a, au contraire, de l'art et beaucoup d'art, de la science et beaucoup de science, dans le dessin et la peinture.

La Musique des anciens est assurément de toutes les parties de l'art chez eux, celle que nous comprenons le moins ; mais on peut, je crois, affirmer que, sous tous les rapports imaginables, son infériorité, relativement à la nôtre, ne saurait être contestée. Et qu'on n'objecte pas les effets produits. Messène vaincue par Tyrtée, plus encore que par les armes de Sparte, Alexandre debout et furieux sous l'endécacorde de Timothée (2). Les nègres et les sauvages aussi entrent dans une fureur guerrière, au son de leur tamtam, de leur tambourin, ou de tout autre instrument plus grossier encore. Ce qu'il faut voir ici, c'est la chose en elle-même. Or, malgré tout ce que nous connaissons de la science mélodique des Grecs, il ne viendra, je pense, à l'esprit de personne, de comparer à nos orchestres modernes, le mélange des flûtes et des lyres de leurs théories, non plus que de mettre en parallèle les chœurs de la tragédie antique, avec les drames lyriques des maîtres d'Allemagne, de France et d'Italie.

En résumé donc, il n'y a pas progrès pour le dé-

(1) Hemsterhuis, *Lettre sur la Sculpture*, p. 10 et 38 du tome I des Œuvres.

(1) C'est une fiction de Dryden. Timothée était mort au temps d'Alexandre.

veloppement des instincts les plus brutaux, non plus que pour quelques-uns des arts d'imagination, la poésie, la statuaire, l'architecture, ou pour les facultés qu'ils supposent. Mais il y a progrès pour ceux de ces arts où la science commence à intervenir, la peinture et la musique; il y a surtout progrès, il y a perfectibilité, pour ce qui est du domaine des hautes facultés intellectuelles, pour ce qui suppose l'alliance du génie et de la réflexion; il y a progrès pour toutes les sciences, et pour tous les arts auxquels elles s'appliquent, et dont elles reçoivent souvent des inspirations.

Sans parler de la philosophie des anciens, de leur connaissance si incomplète de l'homme moral et intellectuel, où il n'était presque tenu aucun compte de l'organisation; sans parler de leur état social et politique, où la destruction des cités et l'esclavage des citoyens constituaient le droit des vainqueurs; qu'est-ce que leur science proprement dite, leur science de la nature, je ne dis pas auprès de celle de Copernic, de Galilée et de Newton, mais auprès de celle d'un élève de nos classes de physique? Que sont leurs arts, auprès d'une fonderie de Birmingham ou d'un métier à la Jacquart; les routes même des Romains, si admirées et si admirables, auprès des rail's way de l'Angleterre, et des bateaux de James Watt? Et leur puissance, comme nations, qu'est-elle, comparée à celle des peuples modernes? Toutes les galères phéniciennes et carthaginoises, tiendraient-elles contre deux ou trois de nos canonnières? Une armée européenne de trente mille hommes n'aurait-elle pas bientôt subjugué Rome, Carthage, Sparte, tout l'ancien monde, *Orbis notus*?

Et qu'est-ce que la force, et une force fondée sur le savoir, sinon le progrès ou la perfectibilité de l'espèce humaine ?

Tels sont, si je ne me trompe, et le sens et le fond des idées de Gall sur cette question de la perfectibilité. L'instinct n'est pas perfectible au delà de l'individu : la réflexion l'est dans l'espèce et dans les siècles, et d'une manière jusqu'à présent indéterminée. Ces idées, dont le détail ne diffère, que par l'expression, de celles de tous les philosophes qui admettent le progrès, ces idées sont vraies; mais elles auraient besoin de développemens, que Gall ne leur a pas donnés, et dans lesquels je ne dois pas entrer ici.

Il faudrait envisager la perfectibilité dans son essence et sous ses principaux aspects, du savoir, de la puissance, de la moralité et du bonheur général. Il faudrait montrer que le développement des arts d'imagination n'est qu'une chose accessoire, et, pour ainsi dire, de luxe, qui a sa raison, sans doute, dans l'organisation humaine, et qui ne s'éteindra qu'avec elle; mais qui, dans certaines de ses parties, la statuaire par exemple, a atteint, chez les anciens, un degré d'élévation que l'ensemble harmonique de la civilisation moderne ne comporte plus.

Il faudrait, d'après les données de l'histoire, suivre, depuis l'antiquité jusqu'à nos jours, le progrès incessant de la civilisation, et son déplacement dans les diverses parties du globe, et chez des peuples qu'on n'en aurait pas soupçonnés dépositaires à l'époque des ténèbres de la barbarie et du moyen âge.

Il faudrait étudier la perfectibilité comparée des races humaines en en descendant les degrés, et

23

voir ainsi où elle diminue et où elle cesse tout à
fait.

Il faudrait, pour la prévision du progrès à venir,
établir une échelle de celui qui a eu lieu depuis l'apparition de l'homme sur la terre, ou depuis l'époque
du dernier cataclysme qui a anéanti la presque totalité de son espèce.

Et malgré tout cela, il ne faudrait pas laisser oublier que le progrès n'est pas une chose tellement
indispensable, que toutes les espèces animales, inférieures à l'espèce humaine, ne vivent très-bien, et
sûrement très-heureuses, sans lui ; que certaines races
d'hommes en sont à peine susceptibles, et que, parmi
les plus élevées, il est d'immenses populations dont
les mœurs et les institutions le repoussent presque
complétement, et depuis des siècles. Il faudrait dire,
à cette occasion, que le progrès est surtout nécessaire
pour que, dans la même nation, il s'établisse, entre
les individus, une égalité de bonheur telle qu'ils
n'aient pas, dans des positions différentes, à envier
le sort les uns des autres ; et pour que, de peuple à
peuple, il se fasse un équilibre de puissance, qui ne
permette pas aux plus forts, c'est-à-dire aux plus
civilisés, d'opprimer les plus faibles, c'est-à-dire
les moins progressifs et les moins avancés ; car, sans
refaire l'abbé de Saint-Pierre, on peut bien espérer
que les choses en arriveront là.

Il faudrait se dire, enfin, que le progrès né s'établit pas par la violence, et qu'on ne doit point l'im-
poser, par les armes, aux peuples qui le repoussent.
Fils du temps et de la paix, il s'appuie, en outre,
essentiellement sur la connaissance de la nature humaine et de ses *facultés* ; et, pour le seconder, il ne

faudrait pas, à l'exemple de novateurs irréfléchis, oublier, d'une part, que le sentiment de la propriété est une de ces facultés dont l'égoïsme inné repousse essentiellement une communauté de biens, profitable seulement aux capacités dirigeantes ; d'autre part, que l'organisation si faible et si mobile de la femme, loin de réclamer pour elle une part plus grande d'influence et de pouvoir, demande, au contraire, impérieusement, une éducation qui l'arrache aux vices et aux dangers du théâtre, pour la rendre aux vertus et à la paix du foyer domestique.

TROISIÈME SECTION.

COMPARAISON

DU SYSTÈME DE GALL

ET

DE LA PHRÉNOLOGIE

AVEC LES SYSTÈMES ANTÉRIEURS, ET APPRÉCIATION DE
CE SYSTÈME.

Dans l'examen que je viens de faire de la doctrine psychologique de Gall, non-seulement je crois n'avoir rien omis de ce qui peut en faire apprécier les bases, mais je pense, en outre, être entré dans un assez grand nombre de détails, pour avoir fait ressortir tout ce qu'elle offre de réellement nouveau, et de digne d'attention. Je suis peut-être même allé trop loin sous ce dernier rapport, et le système de Gall, à son apparition, n'a semblé aussi neuf, qu'à raison du point de vue où s'était mis son auteur, et où, il faut le dire, la philosophie, alors régnante en France, lui donnait le droit de se placer. Si, en effet, les écoles et les livres de théologie continuaient, comme par le passé, à émettre leurs fausses théories du pur esprit et de la liberté illimitée, le sensualisme, alors en vigueur, tendait, au contraire, à restreindre dans les limites les plus resserrées, les facultés de l'esprit humain et la liberté morale, en puisant les sources des unes et les mobiles de l'autre, uniquement dans l'action du monde extérieur. Gall se plaça entre ces deux extrêmes, et frappa à droite et à gauche, mais surtout sur la doctrine qui faisait tout dériver des sens, et qui s'élevait encore, de toute sa hauteur, sur les ruines des idées innées.

Mais Gall n'a-t-il pas eu connaissance de toutes les opinions, de tous les travaux que j'ai examinés, travaux entrepris, comme les siens, pour établir l'innéité des facultés, et la prédominance des facultés morales sur les facultés intellectuelles proprement dites, et pour déduire de là une théorie plus modeste et plus vraie de la biberté et de la volonté ? Il faut le croire, bien que Gall cite souvent Reimarus, et qu'il n'y ait rien de plus formel, de plus explicite, de plus conforme à ses idées, que la manière dont le professeur de Hambourg entend et développe l'innéité d'une faculté. Quant aux travaux de Hutcheson et de Reid, travaux si semblables à ceux de Gall, sans doute il ne les a pas connus davantage, et je ne crois pas, en effet, que les noms de ces écrivains soient une seule fois cités dans son ouvrage. Mais Spurzheim, qui a vécu si longtemps en Angleterre et en Ecosse, et qui a écrit la plupart de ses traités dans la langue de ce pays , ne pouvait guère ne pas avoir pris connaissance des travaux de l'école écossaise, et cependant il n'en parle pas plus que Gall n'avait fait avant lui. Sans rechercher les motifs de ce silence, et en accordant à la phrénologie le même degré d'originalité qu'aux doctrines de cette école, ce qu'il me reste à faire maintenant , c'est de comparer les opinions psychologiques de Gall et de Spurzheim, aux opinions antérieures du même genre, et surtout à celles qui s'en rapprochent le plus , soit dans l'ordre logique , soit dans l'ordre des temps : pour voir ce qu'est devenue , entre les mains de ces deux philosophes, la doctrine de l'innéité des facultés, quel degré de vérité ils ont su donner à la distinction des pouvoirs intellectuels et moraux , enfin , quelles applications plus utiles ils ont faites de leur théorie, aux diverses questions de morale privée et générale.

Je crois devoir rappeler ici que la doctrine de l'innéité des facultés consiste tout simplement à admettre que, dès la plus tendre enfance, il se produit, dans notre pensée , des faits surtout affectifs . qui ne sont nullement en rapport de développement virtuel ou successif avec la production des faits sensitifs ; que ces faits affectifs forment des groupes assez distincts pour ne pas pouvoir s'expliquer les unes par les autres ; ce qui conduit, de toute nécessité , à reconnaître, pour leur production , un certain nombre de pouvoirs moraux , innés, c'est-à-dire indépendans . jusqu'à un certain point, des pouvoirs que supposent les faits sensitifs, et, jusqu'à un certain point aussi, indépendans les uns des autres. C'est là, au fond, toute la doctrine de l'innéité des facultés, doctrine dont j'ai déjà fait ressortir assez souvent la vérité, l'importance et les applications, pour ne plus avoir à revenir sur ce sujet.

Or, cette doctrine, dont Gall s'est, en quelque sorte, posé comme l'inventeur, et qu'il s'est, en effet, appropriée par les développemens qu'il lui a donnés, les preuves dont il l'a entourée, la vie qu'il lui a communiquée, cette doctrine est réellement aussi vieille que la philosophie ; et j'ai montré jusqu'à l'évidence, et par des citations longues et textuelles, qu'elle avait toujours été plus ou moins explicitement admise, par un très-grand nombre de philosophes de toutes les écoles, par les fauteurs des idées innées, comme par les adeptes du sensualisme, par Platon, Leibnitz, Descartes, etc..., comme par Bacon, Locke, Ch. Bonnet, etc... Mais j'ai montré surtout, qu'elle avait été portée au plus haut degré d'évidence et de développement, par les travaux de l'école écossaise, et spécialement par ceux de Hutcheson, de Hume, de Reid et de D. Stewart. J'ai fait voir, en outre, que les études de psychologie comparée, que nécessite la preuve de cette doctrine, avaient été faites de la manière la plus étendue par Reimarus ; et, sans parler des travaux subséquens de George Leroy, de Dupont de Nemours et autres, j'ai dit que Reid, dans la partie de son système qui traite des facultés actives de l'esprit humain, s'appuie, à toutes les pages, de la psychologie des animaux, et que c'est même ainsi qu'il a été conduit à la distinction de ces facultés, en principes mécaniques, principes animaux et principes rationnels d'action.

Qu'est-ce donc que Gall a fait de plus que ces philosophes, et spécialement que les moralistes écossais, pour la doctrine de l'innéité des facultés? Il est venu après eux, et surtout après Reid, et a trouvé les esprits préparés. chez un peuple dont le caractère et l'idiome sont ceux de la propagation. Il s'est montré avec des formes arrêtées, affirmatives, enthousiastes, plus nécessaires encore pour faire triompher la vérité, que pour répandre l'erreur, et qui manquaient à la philosophie de Reid, philosophie modeste, dubitative, approximative, ne se donnant que pour ce qu'elle était. Gall a cherché à parler aux yeux, en même temps qu'à l'esprit, en disant organes et saillies, au lieu de facultés. Il a donné aux facultés morales sur les facultés intellectuelles des écoles, une importance presque exclusive. Il n'a, pour ainsi dire, tenu compte que des premières, et a relégué les autres sur le second plan; ou, pour rendre ma pensée par une observation triviale, il a traité, en huit ou dix volumes, de pouvoirs psychologiques qui, dans l'ouvrage de Reid, n'en occupent qu'un seul, et le dernier. Le système du philosophe écossais est une analyse froide et inanimée, quoique complète, des facultés et des actes intellectuels et moraux de l'homme; analyse où tout se trouve, excepté le mouvement. la vie. Cette dernière condition est, au contraire, la condition fondamentale du système de Gall, et cette sorte d'animation de sa doctrine tient, d'une part. à la manière dont il a rattaché les facultés intellectuelles aux facultés affectives, en les considérant comme des modes d'action de ces dernières, d'autre part, à ce qu'il a fait im—

médiatement des applications détaillées de ses idées,
à la théorie pratique de la liberté, à l'éducation, à
la législation, à la question de la perfectibilité, etc...
Le système de Reid est le cadavre de la vraie psychologie, ou plutôt il est cette psychologie même,
endormie et immobile. Celui de Gall, plus vrai encore, et mieux développé, est la psychologie éveil-
lée, debout, se mouvant, agissant, vivante ; et voilà
pourquoi le monde s'est intéressé à elle, tandis qu'il
n'avait pas pris garde à celle de Reid. Il a vu, dans la
psychologie de Gall, de la physiologie, dans celle de
Reid, de la philosophie, et son choix a été bientôt
fait. Il ne faut pas, ce me semble, chercher ailleurs
les causes des destinées différentes des deux systèmes ; et c'est là ce qui résultera mieux encore du
rapprochement que je vais faire des facultés distinctes établies par Gall et par la phrénologie, et de
celles qu'ont admises les psychologistes qui avaient,
avant Gall, marché dans la même voie que lui, je
veux dire Hutcheson et Reid.

J'ai déjà dit que ces deux philosophes avaient considéré l'homme, comme un être surtout et essentiellement actif et moral, et qu'ils avaient, en conséquence, donné le pas au côté également actif et
moral de l'intelligence, sur son côté purement intellectuel, ainsi que plus tard l'ont fait Gall et la phrénologie. C'est donc par les facultés affectives et morales, qu'il me faut commencer un parallèle, qui ne
saurait remonter plus haut que Hutcheson. Ce philosophe, est en effet, le premier, à ma connaissance,
qui ait classé, dans la psychologie, les pouvoirs affectifs et moraux de l'homme, bien qu'avant ou en
même temps que lui, Bacon, Shaftesbury et Hume

eussent reconnu et proclamé leur caractère primordial et impulsif.

Si l'on voulait établir un double parallèle entre Hutcheson et Reid, et Gall et Spurzheim ou la phrénologie, on trouverait assez bien que Hutcheson est à Reid, ce que Gall est à Spurzheim, ou que Hutcheson est à Gall, ce que Reid est à Spurzheim; et ce double parallèle peut, ce me semble, offrir quelque intérêt (1).

Ainsi, Hutcheson, comme Gall, a non-seulement reconnu et proclamé l'innéité des facultés morales, et leur prééminence sur les facultés intellectuelles, mais il a tenté et accompli une grande partie des détails de leur distinction et de leur classification. Cela n'a pas pu avoir lieu, sans doute, sans un manque d'harmonie, un pêle-mêle, qui marque le commencement d'une doctrine réellement nouvelle; mais ce défaut, que la phrénologie elle-même a reproché aux premiers essais de Gall, n'empêche pas qu'on ne puisse rapprocher, sans trop de difficulté, les sens affectifs et moraux, admis par Hutcheson, de ceux qui ont été retrouvés, plus tard, par Gall et par la phrénologie.

Ainsi d'abord, dans Hutcheson, les sens de la faim, de la soif, du plaisir sexuel, de l'amour conjugal et paternel, de la sociabilité, de la convoitise, des richesses de la colère, représentant le premier genre

_____

(1) Voyez, à la fin de ce volume, les deux *Tableaux comparatifs des Facultés Actives ou fondamentales*, *dans les Systèmes de Hutcheson et de Gall, de Reid et de Spurzheim.*

des facultés affectives de la phrénologie, les penchans, et correspondent, soit pour la chose, soit pour le nom, aux instincts de l'alimentivité, de l'amour physique, de l'amour des enfans, de l'attachement, du courage, de la propriété et de la destruction.

Les sens de la bienveillance, de la compassion, de la reconnaissance, de l'approbation, de l'honneur, de la vénération ou religion naturelle, le sens moral, celui de l'imitation, du philosophe écossais, retracent, dans la phrénologie, son genre des sentimens, et répondent assez exactement à ses facultés de la bienveillance, de l'approbation, de la vénération, de la conscience et de l'imitation.

Les sens, plus intellectuels de la beauté, du goût pour la grandeur et la nouveauté, du dessin, de l'harmonie, représentent, dans les facultés perceptives de la phrénologie, celles de l'idéalité de l'individualité et de la configuration (sens des arts, du dessin, de Gall), celle du temps et des tons (sens de la musique, de Gall.)

Enfin les facultés de l'entendement, sur lesquelles Hutcheson s'est peu étendu à dessein, représentent ou les facultés réflectives de la phrénologie, ou les modes d'action de qualité des facultés en général, et surtout des facultés supérieures; sans compter que son instinct de curiosité peut se rapporter à celui de causalité de Spurzheim.

Et, pour achever ce parallèle que je n'ai nullement forcé, je ferai remarquer que la philosophie de Hutcheson est spécialement appelée philosophie morale, conformément à l'opinion de Shaftesbury, qui se demandait s'il y a d'autre phisolophie que celle-là; et que l'exposé de ce système est immédiatement

suivi de ses applications pratiques, soit privées, soit
générales, exemple qu'ont toujours imité depuis, les
moralistes de la même école, Smith, Reid, D. Stewart, etc.

En rendant compte du système de Reid, ou plutôt de la partie de ce système qui traite des facultés
actives de l'espıit humain, j'ai jeté en avant quelques
rapprochemens entre ces facultés et les facultés primordiales admises par la phrénologie. C'est ici le lieu
de compléter ce parallèle, non pas seulement pour
voir laquelle des deux manières d'envisager les véritables facultés est la plus parfaite et la plus vraie,
et ce que Gall a pu ajouter, sans le savoir, à ce
qu'avait accompli, à cet égard, l'auteur de la *Philosophie du Sens Commun;* mais surtout pour déterminer, d'une manière définitive, le degré de vérité
et d'utilité, qu'il est possible et nécessaire de donner à la distinction des facultés affectives et morales,
c'est-à-dire des facultés réellement primordiales et
actives de l'intelligence humaine.

A envisager le système de Reid et la phrénologie
dans leur ensemble, on voit d'abord que le premier
est plus complet, plus étendu, qu'il part de plus bas
que la phrénologie, puisque son auteur, à l'exemple
de Reimarus, reconnaît des principes mécaniques
d'action, qu'il nomme instincts et habitudes, et qu'il
rapporte aux besoins de l'alimentation, de la respiration, aux mouvemens subits et instinctifs, à ceux
de succion, de déglutition, de l'enfant, etc., etc.
La phrénologie, qui commence maintenant à parler
d'instincts d'alimentation, de respiration, a, comme
on le voit, encore du chemin à faire, pour inventer
les différens instincts mécaniques, qui se trouvent

tout établis dans Reid, depuis plus d'un demi-siècle,
et même pour dédoubler, comme elle ne tardera sûrement pas à le faire, l'instinct d'alimentation en instincts de la faim et de la soif, à l'exemple de Reid
encore, qui place ces deux appétits en tête de ses
principes animaux d'action.

On ne trouve pas, il est vrai, dans l'ouvrage de
ce dernier, tout un ordre des facultés admises par
Spurzheim, les facultés perceptives, dont la plupart,
du reste, sont, comme je l'ai déjà dit, simplement
probales aux yeux de beaucoup de phrénologistes. Il
ne faut pas croire, pour cela, que Reid ait pensé que
nos sensations externes, ou les résultats de l'action
de nos facultés perceptives immédiates, suffisent pour
expliquer les talens que le sensualisme en faisait immédiatement dériver. Voici, au contraire, comment
il s'exprime sur le talent de la musique, qui est certainement un des plus tranchés, et dont, par cela
même, la faculté doit être le plus incontestable :
« quoique ce soit par l'ouïe que nous soyons capa-
» bles des perceptions de l'harmonie, de la mélodie
» et des charmes de la musique, cependant ces char-
» mes, pour être bien sentis, paraissent exiger une
» faculté plus pure, plus élevée, ce que nous appe-
» lons une oreille musicale. Mais, comme elle a des
» degrés bien différens dans ceux qui n'ont que la
» simple faculté de l'ouïe également parfaite, nous
» ne l'admettrons point dans le nombre des sens exté-
» rieurs ; nous la placerons plutôt dans une classe
» supérieure (1). »

_____

(1) Th. Reid, *Recherches sur l'Entendement humain*,

24

Quant aux autres talens, aux aptitudes surtout intellectuelles, Reid n'a pas cru la chose assez importante, pour les rallier à des facultés distinctes; et il les rapporte, d'une manière plus ou moins formelle, aux facultés intellectuelles de la conception ou de l'imagination, et surtout à celle du goût, dont les objets sont au nombre de trois, la nouveauté, la grandeur et la beauté. De même les facultés réflectives de la phrénologie correspondent, dans son ouvrage, soit au désir de connaissance, soit aux facultés intellectuelles de l'abstraction et du raisonnement, et elles ne sont en effet que cela.

Je ne parle pas des cinq sens extérieurs, dont les attributions ne peuvent, dans leur généralité au moins, offrir de contestation ou de différence d'opinion dans aucune doctrine. Restent donc, comme objet de comparaison dans les deux systèmes, d'une part les penchans et les sentimens de la phrénologie, d'autre part, dans le système de Reid, les principes animaux d'action, qui comprennent les appétits, les désirs et les affections, soit bienveillantes, soit malveillantes, et enfin les deux principes rationnels d'action.

Je remarque d'abord, que le nombre de ces facultés restantes est, à quelques-unes près et en moins, le même dans Reid que dans la phrénologie, et en outre, que Reid, comme et avant cette dernière, a suivi, dans l'arrangement des facultés, une marche ascensionnelle, des animaux vers l'homme, tellement que son premier appétit, après la faim et la soif est l'ap-

d'après les principes du sens commun, traduction française. Paris, 1768, 2 vol. in-12, vol. I, p. 120.

pétit du sexe, l'amativité de la phrénologie, que ses désirs et la plupart de ses affections, soit bienveillantes, soit malveillantes, à part quelques exceptions, se retrouvent en partie dans les animaux, et qu'il n'y a réellement que ses principes rationnels d'action, l'intérêt bien entendu et le sens du devoir qui soient exclusivement propres à l'homme. Il y a plus, cette dernière faculté, le sens du devoir, le sens moral, la conscience, la justice, termine assurément mieux une échelle ascendante des sentimens moraux, que ne le fait, dans le système de Spurzheim, le sens de l'imitation, instinct presque automatique, commun aux animaux et à l'homme, que Reid a relégué avec raison parmi les principes mécaniques d'action, pour donner la place la plus élevée au sens du devoir ou à la justice, tandis que la phrénologie laisse, mal à propos, cette dernière faculté, à côté de l'espérance et au-dessous de l'imitation, de la gaîté, de l'imagination et du sens du merveilleux.

Je passe aux détails des facultés dans les deux systèmes. J'ai déjà dit en proposant, en phrénologiste, quelques rectifications qui sont peut-être des erreurs, que le genre des penchans de Spurzheim, me semblait représenter assez bien toutes les facultés instinctives, en apparence nécessaires à la conservation de l'homme et des animaux, considérés soit comme individus, soit comme espèces, et je ne reviendrai pas sur ce que j'ai avancé à cet égard. Mais je dois ajouter que rien, dans la systématisation de Reid, ne représente, d'une manière convenable ce genre des penchans de la phrénologie. Il y a bien soit dans les appétits, soit dans les affections, soit même dans les principes rationnels d'action, des facultés qui peuvent se rapporter à quelques-uns des penchans établis par Spurzheim : ainsi l'appétit du sexe est la même chose que l'amativité ; l'amour paternel et maternel, la même chose que la philogéniture ; l'amitié, les affections de famille, la même chose que l'affectionivité. Mais le ressentiment, ou la colère, ne peut remplacer le sens du courage, et, à plus forte raison, celui de la destruction, qui sont des facultés réellement primitives ; et rien non plus, dans la psychologie de Reid, ne représente, d'une manière même approchée, les sens également primitifs et nécessaires de la ruse, de la propriété et de la construction. Voilà donc en tout cinq facultés instinctives, aussi fondamentales que cela est possible, et qui ne sont pas représentées dans le système du chef de l'école écossaise.

Le genre suivant des facultés affectives, de Spurzheim, les sentimens, comprend encore quelques facultés assez naturellement primordiales, et qui ne sont pas explicitement représentées dans le système de Reid, ou qui même ne l'y sont pas du tout. Telle est l'estime de soi, dont ne saurait tenir lieu l'émulation ; telle est la circonspection, ou la prudence, faculté commune à l'homme et aux animaux, et qui ne peut, par conséquent, être comprise dans le principe rationnel d'action de l'intérêt bien entendu ; telles sont la fermeté, la gaîté, que rien ne remplace, ce me semble, dans le système de Reid. Quant à l'espérance, que Gall, comme je l'ai dit, n'avait pas admise dans le sien, Reid en fait un mode passionné d'action des facultés actives en général, et il ne parle pas, bien entendu, de l'amour du merveilleux, qu'il eût rapporté sans doute, ainsi que l'i-

déalité, aux facultés intellectuelles du goût et de l'i-
magination.

Mais si le système de Reid ne comprend pas quelques sentimens primordiaux, sans lesquels l'explication de la nature affective de l'homme devient moins
facile, en revanche, il en reconnaît quelques autres,
dont me semble manquer, à son tour, celui de Spurzheim. Je ne parle pas de la pitié, qui rentre dans la
bienveillance générale, ou esprit public ; je ne parle
pas non plus de l'amour moral, bien peu nécessaire
quand on a déjà l'amour physique, l'amitié et les affections de famille. Mais l'amour du pouvoir, mais
l'ambition, ne me semblent pas pouvoir être convenablement expliqués par l'estime de soi, par l'amour
de l'approbation, joints même à l'action de quelques autres facultés. Il en est de même du désir de
connaissance, ou du sens de la curiosité, de Hutcheson, que ne saurait représenter l'éventualité parmi
les facultés perceptives, ou mémoire des choses suivant Gall, et qui n'aurait d'autre analogue, dans ce
système, que la faculté trop élevée de la causalité.
Mais la reconnaissance est surtout, comme je l'ai
déjà dit, un sentiment réellement distinct, primitif,
qu'ont reconnu avec raison Hutcheson et Reid, et
que la phrénologie aurait tort de ne pas faire entrer
dans son catalogue. A part ces mutuels besoins d'em-
prunt des deux systèmes, le désir d'estime, de celui
de Reid, répond assez bien, soit à l'orgueil, soit
à la vanité de la phrénologie ; sa pitié, son esprit public, à la bienveillance ; son estime pour la sagesse et
la bonté, à la vénération ; et, si l'on veut, enfin, son
émulation à l'approbation et à la fermeté réunies. Je
ne parle plus des affections de famille, non plus que

de l'amitié, du ressentiment ou de la colère, que j'ai déjà rapportés aux penchans de la phrénologie.

Restent maintenant les principes rationnels d'action, principes qui, comme le dit Reid, requièrent non-seulement l'intention et la volonté, mais le jugement et la raison. Ces principes, sont l'intérêt bien entendu et le sens du devoir.

Le principe de l'intérêt bien entendu ne saurait guère être considéré comme un principe à part. C'est l'amour de soi, l'égoïsme combiné avec la raison; et, si l'on voulait en faire une faculté distincte, il faudrait la rapporter à la circonspection de la phrénologie, à la prudence, une des quatre vertus principales de tous les moralistes, soit anciens, soit modernes, de Platon, Aristote, Cicéron, Sénèque, Saint-Augustin, et de leurs successeurs de toutes les écoles et de toutes les époques.

Quant au sens du devoir ou sens moral, la justice ou conscienciosité de la phrénologie, c'est encore un des quatre pivots de la morale universelle, un des quatre biens divins du divin Platon (1), une des quatre sources de l'honnête, de Cicéron (2), une des facultés les plus innées, les plus primordiales, les plus nécessaires qu'il y ait. Aussi la phrénologie, comme je l'ai déjà dit. ne l'a-t-elle pas placée assez haut sur son échelle, et Gall n'en avait pas tenu compte dans la sienne. Sous ce rapport, il avait été devancé et dépassé de beaucoup par Hutcheson, et c'est à peine si Reid lui-même est allé aussi loin que ce dernier.

---

(1) Platon, *Lois*, livre I.
(2) Ciceron, *De Officiis*, lib. I.

Il résulte néanmoins du rapprochement que je viens de faire du système de Reid et de celui de Spurzheim, que le dernier, sauf quelques lacunes, est tout à la fois plus complet et plus vrai que l'autre, surtout dans le bas de l'échelle des facultés, dans les penchans. Il résulte encore de là, qu'en combinant ces deux systèmes l'un avec l'autre, c'est-à-dire en introduisant, dans la liste de la phrénologie, quelques facultés admises par Reid, le besoin d'activité, la curiosité, la croyance, le désir du pouvoir, la reconnaissance, en opérant, dans cette liste, quelques déplacemens, en plaçant tout à fait en bas l'instinct d'imitation, et celui de causalité, lequel se confondrait alors avec la curiosité, et tout à fait dans le haut le sens moral ou la justice, on arriverait, ce me semble, à un système des facultés primordiales ou actives, plus voisin, peut-être, de la vérité qu'aucun de ceux qui ont été proposés jusqu'à ce jour (1). Mais, pour montrer, une dernière fois pour toutes, l'artifice et la valeur de tous ces arrangemens, je vais faire voir de quelle façon on pourrait encore obtenir le même résultat, et comment Reid et Gall auraient pu, chacun de leur côté, arriver à celui qu'ils ont obtenu.

Il s'agirait de dresser un inventaire général de tout ce qu'il y a, en l'homme, d'appétitif, d'instinctif, d'affectif, de moral ; et de cet inventaire de ses besoins, de ses instincts, de ses sentimens, on déduirait, par une sorte de réduction analytique, les facultés qu'ils supposent ; ou, si vous voulez, on con-

---

(1) Voir, à la fin du volume, le Tableau n° III.

serverait les besoins, les instincts et les sentimens,
qui pourraient donner leur nom et leur caractère à
ces facultés. L'inventaire dont je parle pourrait se
rapporter aux articles suivans :

1º Les *Besoins* de la faim, de la soif, des exonérations, de la respiration, etc....., qui n'avaient pas
été tellement abandonnés à la physiologie, que la plupart des moralistes anciens et modernes, payens et
chrétiens, n'en eussent fait une mention plus ou
moins explicite, et que Descartes, lui-même, ne les
eût compris dans ce qu'il appelait la première espèce
de ses sens intérieurs (1).

2º Les *Instincts* et les *Penchans*, qui se rapprochent le plus des besoins, et que les moralistes qui
les confondent souvent avec ces derniers, désignent,
en général, sous le nom de passions corporelles ou de
vices du corps (2). Tels sont, par exemple, l'appétit
du sexe, et les différentes sortes de passions désor-
données auxquelles il peut conduire ; telles sont encore, suivant un grand nombre de Docteurs de l'É-
glise (3), la gloutonnerie, la voracité, l'ivrognerie, la
luxure, etc...

3º Enfin, les *Affections* et les *Passions* dites spirituelles, par opposition aux précédentes, et qui forment, de fait, à elles seules, la presque totalité du
côté affectif et moral de l'intelligence, puisqu'elles

---

(1) Descartes, *Principes Philosophiques*. 4ᵉ partie, à
la fin.
(2) Descartes, *Passiones animæ*, Prima Pars, p. 13. —
Nicole, *Essais de Morale*. — Lachambre, *Charactères des
Passions*.
(3) Saint-Jean Damascène, *De Virtutibus et Vitiis*.

peuvent comprendre encore les vertus et les vices.

Dans l'inventaire général que j'esquisse, les deux premiers ordres de matériaux, les besoins et les appétits ou instincts, n'ont réellement qu'à être transcrits dans leurs détails, à raison de leur distinction naturelle, que les sens même peuvent apprécier. Mais il n'en est pas de même du troisième ordre, les affections et les passions, dont l'indétermination essentielle est précisément l'écueil des systèmes de psychologie. Il faut donc les manier avec plus de précaution.

Et d'abord, il ne servirait de rien de parler des passions principales, ou primitives, qu'ont admises les différentes écoles, ces passions primitives n'étant que des têtes de chapitre, sous lesquelles peuvent se grouper les passions réellement spéciales. Ainsi, il serait inutile de rappeler que les Péripatéticiens admettaient huit passions de cette sorte; les Stoïciens, quatre; les Épicuriens, trois; quelques philosophes chrétiens du moyen âge, par exemple Saint-Thomas d'Aquin, quatre (1); Descartes, six: l'admiration, l'amour, la haine, le désir, la joie, la tristesse (2), etc., etc..... Ces points de vue généraux ne pouvant servir de matériaux à une systématisation des facultés morales, il faut entrer dans le détail des véritables affections et passions, et ce détail se trouve tout fait dans les nombreux livres de morale ancienne et moderne.

_____

(1) *Somme Théologique.* Prima secundæ partis, quest. XXII, p. 41, Paris, in-folio, 1608.

(1) *Passiones animæ*, Pars Secunda.

Que l'on réunisse les diverses listes de vertus, de vices, d'affections, de passions, que donne Aristote, dans ses différens traités de morale (1); que l'on prenne les trente passions qu'énumère Cicéron, au quatrième livre des Tusculanes (2), et ailleurs; que l'on y joigne les vingt-cinq ou trente passions de la liste de Hobbes (3), les trente ou quarante de celle de Descartes (4), etc.; que l'on fasse de tout cela, une liste générale et définitive, en conservant seulement toutes les affections ou passions dont le nom, quelque peu différent, apporte à l'esprit une idée aussi un peu différente, et l'on aura, je m'imagine, tout ce qu'il est possible de désirer en fait de matériaux, pour l'établissement d'un système des facultés affectives et morales. On n'éprouvera que l'embarras du choix.

Cette liste, que chacun peut faire ou concevoir, offrira, en effet, une grande hétérogénéité. Elle se composera, tout à la fois, d'affections, de passions, de vertus, de vices, de quelques crimes même; et il est impossible qu'il en soit autrement, par la nature même des choses, qui peut, d'une affection quelconque, faire successivement une passion, une vertu, un vice dont la continuité mène au crime. Elle offrira ensuite un grand nombre de sentimens de toute sorte, qui, bien que possédant, à la rigueur,

---

(1) *Ethicor. ad Eudem.*, lib. ii. cap. iii. — *De Virtulibus et Vitiis* Libellus.
(2) *Tusulanes*, livre iv, Des Passions.
(3) *De la Nature humaine*, ch. ix.
(4) Loco citato.

un caractère propre, ont cependant, par groupes de trois, quatre, cinq, etc., tant d'analogie, qu'on pourra véritablement ne les considérer que comme des degrés, des modes, des faces diverses de celui d'entre eux qui paraîtra avoir la compréhension la plus large, et la signification la plus claire. Ainsi le courage pourra représenter l'assurance, l'audace, la témérité ; ainsi la ruse comprendra l'adresse, l'astuce, la fourberie ; la circonspection servira de titre à la prudence, à la crainte, à la terreur, au désespoir ; la bonté, à la pitié, à la commisération, à la bienveillance générale, et ainsi de suite. Voilà donc, dans une liste complète des sentimens affectifs, une première élimination possible, nécessaire, qui nous rapproche un peu du but, mais qui ne saurait suffire.

On remarquera que, dans ce catalogue d'affections de toute espèce, les unes, telles que le courage, la ruse, la bienveillance, ont un caractère de durée, de permanence, et, en même temps de calme ; tandis que les autres, telles que le désir, la crainte, la joie, la tristesse, la colère, ont un caractère d'instantanéité et de passion, bien prononcé. Les premières seules devront évidemment être réservées, comme des sentimens primordiaux, des puissances toujours prêtes à agir, ayant, autant que possible, ce caractère de calme, et véritablement de juste-milieu, qu'Aristote attribuait aux vertus (1), et n'offrant rien d'essentiellement malveillant, suivant cette idée de Reid, partagée par Gall et par Spurzheim, que les

(1) *Magnorum Moralium*, lib. i, cap. vii. — *Moral. ad Eudem.*, lib. ii, cap. iii.

affections appelées malveillantes ne nous ont été données qu'à bonne fin, et ne produisent que de bons
effets, quand elles sont bien réglées et bien dirigées (1).

Ces deux degrés d'élimination opérés, il faudra se
demander encore, si l'on doit conserver, comme facultés, tous les sentimens qui restent, et s'il n'existe
pas quelque raison de faire cet honneur aux uns plutôt qu'aux autres.

Et d'abord donnera-t-on comme un *criterium* de
faculté, le caractère de détermination à l'action, de tels
ou tels sentimens ? Non, car ce caractère se retrouve,
bien plus encore, dans les sentimens instantanés, ou
passionnés, tels que la colère, la honte, l'ennui
même, dont le nom n'a pas dû représenté des facultés, que dans les sentimens permanens et calmes,
tels que le courage, l'adresse, la bienveillance, qui
nous ont paru devoir plutôt remplir cet office.

Mais un moyen véritablement utile et sûr, de déterminer, parmi ces sentimens, quels sont ceux dont
les noms peuvent réellement représenter des facultés
affectives, c'est l'étude de la psychologie comparée
des animaux et de l'homme ; c'est de voir quels sont
les besoins, les appétits, les instincts, nécessaires à
la conservation de l'homme et des brutes, soit dans
l'individu, soit dans l'espèce, et quels sont aussi les
sentimens qui peuvent expliquer, dans ces dernières,
leurs actes affectifs et intellectuels, en apparence si
simples et si peu nombreux. C'est cette méthode, qui
a guidé les moralistes, aussi bien que les physiologistes, dans la détermination des besoins, des appé-

(1) T. vi, p. 78.

tits et des passions corporelles ; c'est elle qui a donné
à Reid, avant Gall, les moyens de déterminer quels
sont les désirs et les affections réellement communs
aux animaux et à l'homme ; c'est elle, enfin, qui a
fourni à Gall et à Spurzheim, ceux d'instituer un
premier genre des penchans, qui est la meilleure
systématisation qu'on ait faite, des facultés instinctives les plus inférieures, de l'homme comme des brutes. Mais ce moyen de détermination des facultés,
parmi les sentimens de notre liste, ne tarde pas à
nous manquer, et comme il ne semble pas qu'on
puisse en employer un autre, il s'en suit qu'il faut
se borner, pour le reste des affections et des passions, à une détermination arbitraire et approximative, comme l'ont fait Reid, Gall et la phrénologie.
Or, en effectuant cette approximation, peut-être
pourrait-on ajouter, aux listes combinées de Reid et
de Spurzheim, trois ou quatre sentimens, tels que
la pudeur chez les femmes, la modestie, etc. ,...
qui ne me paraissent pas nettement expliqués par les
facultés de cette combinaison, et qui pourraient eux-
mêmes être considérés comme ayant ce caractère.
C'est là, pour le moment au moins, tout ce qui me
semble possible et nécessaire, pour la vérité d'un
système des facultés affectives et morales (1).

---

(1) Je n'ai pas besoin de dire, qu'indépendamment de
l'observation directe de la nature, on arriverait, par une
élimination analogue, à déterminer, parmi les instincts in-
dustrieux des animaux, et parmi les aptitudes plus spécialement intellectuelles, ou les talens, de l'homme, quels
sont ceux qui pourraient être considérés aussi comme des

Au reste, si, d'après ce que j'ai montré plus haut, il y a tant de divergences d'opinion dans la détermination du nombre, des attributions, du nom même, des facultés intellectuelles proprement dites, comment n'y en aurait-il pas bien davantage encore dans le triage et le choix des *affections* prétendues *primitives*, qui sont bien autrement nombreuses, variées, complexes, entremêlées les unes aux autres, et qui pourtant, malgré tout cela, restent essentiellement distinctes entre elles, soit par le sentiment qui les constitue, soit par les actes auxquels elles nous déterminent. Aussi, quand on dit, avec Reid et avec la phrénologie, que telle ou telle affection primitive est une faculté de laquelle ressortissent telles ou telles autres affections secondaires, n'exprime-t-on autre chose que l'analogie qui existe entre tels et tels sentimens. Seulement, comme je l'ai dit, on donne le nom de facultés à ceux de ces sentimens qui sont, en quelque sorte, chroniques et calmes, qui existent, autant que possible, dans les animaux et dans l'homme, et qui, autant que possible aussi, paraissent ne pas être le résultat de l'éducation, ou de l'action des circonstances extérieures.

Et, il faut le dire, toute précision, tout intérêt scientifique mis à part, serait-il, pratiquement parlant, bien nécessaire, bien désirable même, d'arriver, dans la systématisation des facultés affectives et morales, à une vérité absolue, et qui ne me semble pas dans la nature des choses ? Des *approximations*, de

---

facultés primordiales, du genre de celles que la phrénologie a appelées perceptives.

plus en plus *approchées,* ne sont-elles pas suffisantes,
pour les résultats qu'il est désormais raisonnable de
demander à la philosophie ? Quel but, en effet, veut-on
atteindre par l'étude et la détermination des facultés
réellement actives de l'homme ? Reconnaître et pré-
ciser mieux les caractères individuels ; prévoir, jusqu'à un certain point, dans l'enfance, les destinées
de l'âge mûr, pour les favoriser ou les prévenir,
sinon les empêcher entièrement : apprécier le degré
de liberté morale de l'homme adulte, pour mettre,
dans les rapports ordinaires de la vie, l'indulgence
qu'une philosophie plus absolue ne pouvait recom-
mander qu'en se contredisant ; pour ne pas envoyer
des fous à l'échafaud, mais aussi pour ne pas croire à
la réformation immanquable des criminels, non plus
qu'à la toute-puissance de l'éducation. Or, je le demande, pour tous ces résultats pratiques, la délimitation la plus exacte des facultés actives de l'intelligence, est-elle bien indispensable ? Si, d'après les
aveux même des auteurs qui ont cherché à isoler
complétement, l'une de l'autre, les facultés primitives, soit morales, soit intellectuelles, le caractère,
les passions, les vertus, les vices, les talens même, ne
sont jamais que le résultat de l'action complexe d'un
assez grand nombre de ces facultés, résultat qui, en
outre, n'est point obtenu de la même manière par les
deux chefs de l'école dite phrénologique, quelle utilité pratique y aurait-il à arriver à une division aussi
absolue ? Assurément, il n'y en aurait aucune, et c'est
là une conclusion, à laquelle, on est, ce me semble,
invinciblement amené par tout ce qui précède. Que
seulement il reste bien convenu, non-seulement d'a-
près les doctrines de Hutcheson, de Reid, de Gall et

de Spurzheim , mais encore d'après tous les philosophes dont j'ai rapporté et pesé les opinions, qu'il reste
bien convenu que c'est le côté affectif et moral, qui
est le côté primordial et actif de l'intelligence ; que,
dans ce même côté, peuvent exister ensemble les dispositions, les aptitudes, les passions, les vertus, les
vices , souvent les plus contradictoires dans leurs
effets ; que la multiplicité, la complexité, de ces dispositions, leur violence à mesure qu'on descend l'é-
chelle des facultés , restreignent beaucoup la liberté
morale , et lui ôtent ce caractère d'indépendance
presque illimitée, que lui avait attribué à tort la philosophie des écoles et des séminaires ; et que, sur ces
bases, enfin , soient appuyées celles de la partie appliquée de la philosophie, les principes de l'éducation , de la législation , de la politique, et l'on sera
dans le vrai, dans l'utile ; mais il ne faut pas croire
que, pour y être, on ait attendu, jusqu'à ce jour, le
programme de la nouvelle psychologie. Une telle prétention, et la philosophie en a eu souvent de ce genre,
serait non-seulement insoutenable, elle serait ridicule,
comme on doit en être désormais persuadé, et comme
j'aurai occasion de le rappeler en finissant.

Le second ordre des facultés primordiales de la
phrénologie comprend trois genres, les sens extérieurs, les facultés perceptives et les facultés réflectives. J'ai déjà remarqué que rien ou presque rien,
dans les facultés actives de Reid , ne correspond d'une
manière formelle à ces trois genres , et qu'il faut leur
chercher des analogues dans les facultés intellectuelles
proprement dites, admises par ce philosophe; je
ne reviendrai pas sur ce que j'ai dit à cet égard.
Quant à la détermination des facultés perceptives

et réflectives de Spurzheim, je renvoie également
à ce que j'en ai dit dans l'examen critique de ce
système, car je n'aurais rien à y ajouter; ce ne
serait toujours que des approximations, des mots, et
cela, bien plus encore que pour les facultés affectives,
les penchans et les sentimens. Je passe à la manière
dont la phrénologie envisage ce qu'elle appelle les modes affectifs et les modes intellectuels d'action de
ces facultés, c'est-à-dire à la manière dont elle rallie
à ses facultés les modes généraux d'affection et de
passion, et les facultés intellectuelles des écoles; le
tout par comparaison avec ce qui a été fait par Reid,
et, à son exemple, par D. Stewart.

Et d'abord, pour ce qui est des modes affectifs
d'action des facultés suivant Spurzheim, le plaisir, la
douleur, l'affection, la passion, j'ai déjà dit, à l'article de l'examen de cette partie du système, que
c'étaient là, suivant Gall, des modes ou des degrés
communs de l'action des facultés; que l'exercice de
chacune d'elles pouvait occasionner du plaisir ou de
la douleur, du désir ou de l'aversion, passer de l'état
d'affection à l'état de passion; et c'est là, en effet,
tout ce que veut dire cette manière figurée de parler,
que les sentimens généraux sont des modes affectifs
d'action des facultés. J'ajoute, ou plutôt je répète,
que Reid avait eu cette manière de voir avant Gall,
lorsqu'il disait que la passion n'est autre chose que
l'exagération, la violence, des affections, des désirs
et même des appétits; et que le désir et l'aversion,
l'espérance et la crainte, la joie et la tristesse, sont
six modes communs de toute passion.

Je me suis déjà beaucoup occupé des facultés intellectuelles, soit lorsque j'en ai traité d'après tous

les systèmes antérieurs à celui de Gall, soit lorsque
j'ai fait l'examen particulier du système de ce dernier. Il m'a paru que les facultés intellectuelles que
Gall a conservées, avec la plupart des psychologistes
les plus modernes, l'attention, la mémoire, le jugement, l'imagination, sont effectivement celles qui représentent le mieux les différens faits du côté intellectuel de l'intelligence, et qu'il n'est pas besoin,
pour cette représentation, d'admettre toutes les autres prétendues facultés de l'école écossaise. Je n'ai
donc pas, non plus, à revenir sur ce sujet, et je
renvoie à ce que j'en ai dit en son lieu.

Quant à la manière dont la phrénologie rattache
les facultés intellectuelles aux facultés affectives et
morales, sous le nom de modes intellectuels d'action
de ces facultés, je rappelerai que Reid avait dit, au
chapitre *des opérations de l'esprit qu'on peut appeler volontaires*, que les facultés de l'entendement et
de la volonté sont toujours unies dans l'action ; que,
dans toutes les opérations de l'esprit, nous sommes
à la fois intelligens et actifs ; enfin, que, dans l'*attention*, la *délibération* et le *dessein*, la volonté joue un
si grand rôle, qu'on peut, à bon droit, les appeler
des opérations volontaires ; ce qui n'est, en définitive,
que regarder ces trois opérations, comme des modes
d'action des facultés actives, ou des facultés affectives et morales de la phrénologie.

Telle est, en effet, comme nous l'avons vu, la
manière de parler de Gall et de Spurzheim, sur les
rapports à établir entre la volonté et l'entendement,
ou entre les facultés primordiales de la phrénologie
et les facultés intellectuelles des écoles. Cette façon
de s'exprimer n'est, comme on le sent bien, qu'une

figure, qui ne veut dire autre chose , sinon qu'un
homme poussé par tel besoin , mu par telle passion,
doué de tel talent, souillé de tel vice, a de la mémoire, par exemple, pour les objets, les impressions , les idées, relatives à ce besoin, à cette passion , à ce talent, à ce vice, etc., et qu'il n'en
aurait pas pour les choses ou les idées relatives à un
besoin , une passion , un talent , un vice qui lui seraient étrangers. Le fait, à coup sûr, est vrai ; et,
envisagé ainsi , il est si vrai qu'il en devient trivial.
Or, dans cette manière de le présenter, qu'est-ce
qui empêcherait de dire que l'attention , la mémoire,
le jugement, etc....., sont aussi des facultés primordiales distinctes, mais exclusivement intellectuelles ,
et agissant toujours , et de toute nécessité , consécu-
tivement et proportionnellement à l'action des autres
facultés, c'est-à-dire des facultés exclusivement impulsives, et par conséquent, n'agissant pas et ne
pouvant pas agir, relativement aux objets de celles
de ces facultés qui seraient ou nulles, ou inactives.
Et si , contre mon opinion , on croyait nécessaire et
fondée la répartition organique que la phrénologie
fait de l'encéphale, rien n'empêcherait , dans l'hypothèse précédente, qui exprime tout aussi bien les
faits que celle de Gall , rien n'empêcherait d'assigner
dans le cerveau, des organes distincts à l'attention ,
à la mémoire, au jugement , comme la phrénologie,
du reste, y en a assigné à la réflexion , au raisonnement, sous les noms de sens de la comparaison et
de la causalité. L'opinion que je viens d'émettre ,
n'est donc pas aussi antiphrénologique qu'elle pourrait le paraître au premier coup d'œil , et le rectifi-
cateur de la phrénologie , Spurzheim, l'a presque

émise avant moi . et peut-être sans le savoir. Il prive,
en effet, complétement les facultés affectives, c'est-
à-dire les penchans et les sentimens , depuis l'amour
physique jusqu'à la vénération et à l'imitation , il les
prive, dis-je , d'attention , de mémoire , de jugement
et d'imagination , et il charge de tout cela, pour elles,
le sens de l'éventualité ou des phénomènes. Or, je
le demande, qu'est-ce que ce sens des phénomènes ,
qui a de l'attention , de la mémoire , de l'imagination , du jugement, pour la plus grande partie des
facultés affectives , qui a de la réminiscence , pour
les facultés intellectuelles, et qui, s'il n'a pas assez de
tout cela , en emprunte un peu aux facultés qui lui
sont supérieures dans l'échelle , les facultés réflectives, auxquelles il demande surtout du jugement ;
qu'est-ce, dis-je, que ce sens des phénomènes, sinon
l'attention, la mémoire, le jugement, les facultés intellectuelles de l'ancienne philosophie en un mot ,
qui reviennent de l'exil, et qui reprennent leur
place parmi les facultés intellectuelles primordiales?
Et il ne faut pas s'en étonner : les faits purement intellectuels, quels que soient les noms qu'on veuille
donner à leurs causes , modes d'action des facultés
primordiales , facultés intellectuelles subordonnées ,
ou bien facultés intellectuelles proprement dites , ces
faits , dis-je , constitueront toujours une des parties
les plus considérables de l'intelligence, et leur manifestation de tous les instans , par opposition aux in-
termittences de manifestation des faits moraux ,
explique comment , pendant des siècles , ils ont , au
préjudice de ces derniers , attiré l'attention presque
exclusive de la philosophie , et comment ils ont été
seuls pris en considération , pour l'établissement des
facultés qu'elle avait admises.

J'arrive ainsi à apprécier à sa valeur intrinsèque , dans sa signification toute nue , et en la dépouillant de tous les artifices de systématisation sous lesquels elle se présentait, la doctrine psychologique de Gall, souvent heureusement corrigée , mais quelquefois aussi gâtée par Spurzheim et par la phrénologie.

Sous le rapport des matériaux qu'elle embrasse, des faits dont elle tient compte, c'est un système complet ou qui cherche à l'être, et qui, dans tous les cas , est disposé pour le devenir. La doctrine de Gall ne néglige rien (et c'est par là qu'ont commencé les études qui y ont donné lieu) de tout ce qui , dans les actes des animaux et de l'homme , offre le moindre caractère moral ou intellectuel.

Pour ce qui est du côté affectif de l'intelligence , elle en considère d'abord, à l'exemple de Hutcheson et de Reid, les dispositions permanentes et fondamentales , telles que les besoins et les penchans communs à l'homme et aux animaux, depuis l'amour physique et l'amour maternel , jusqu'à l'instinct de la construction ; telles que les talens, ou les aptitudes naturelles aux arts mécaniques , aux arts d'imagination, la peinture, la poésie, la musique, aux sciences naturelles , physiques , mathématiques , métaphysiques. Elle en étudie ensuite les états transitoires et provoqués, tels que les sentimens, les affections, les passions de toute sorte, soit exclusives à l'homme , soit communes à lui et aux animaux. Tous ces matériaux, la phrénologie les recueille, les rapproche, les classe, dans leurs rapports de succession et de dépendance , dans leurs rapports de cause à effet. Elle cherche à pénétrer le vice des expressions , à reconnaître , sous des noms différens la même passion , ou

le même penchant, ou des nuances du même sentiment ou de la même aptitude : ou bien elle décom-
pose une expression trop générale, et fait voir qu'elle
s'applique à plusieurs de ces penchans et de ces passions. En un mot, il n'y a pas une seule des manifestations qu'on appelle morales, que la phrénologie
ne prenne en considération. Et non-seulement elle
les a suivies dans tous les degrés de l'échelle animale,
ce qui était nécessaire pour montrer leur caractère
primordial et leur innéité, ou plutôt celui des facultés qui les engendrent ; mais encore elle a étudié ces
manifestations affectives et morales, dans tous leurs
degrés individuels d'intensité et de développement,
et surtout dans leurs degrés les plus élevés, ce qu'elle
a fait, en les envisageant dans les animaux où le type
en est le plus marqué, et est, en quelque sorte, le
caractère moral de l'espèce, comme l'instinct de la
destruction ou du meurtre chez le tigre, celui de la
ruse chez le renard, etc. ; en les envisageant dans
les hommes extraordinaires par la bonté ou la perversité de leur caractère, chez ceux qui sont remarquables par un talent quelconque, par leur aptitude pour
les arts, les lettres, les sciences : et ce second point
de vue de l'étude des qualités morales et intellectuelles était surtout nécessaire. pour déterminer le degré d'influence respective de la volonté et de l'entendement dans les déterminations, ou, en d'autres
termes, les degrés divers du libre arbitre. Et comme
le libre arbitre, les déterminations, les actes sont, en
définitive, ce qui constitue et différencie l'homme
moral, de même qu'ils sont l'expression et le but
de toute philosophie qui n'est pas une phraséologie
creuse et protéiforme, Gall a pensé que les facultés

essentielles de l'homme devaient pouvoir expliquer son degré de liberté, ses déterminations et ses actes ; et c'est ainsi que les penchans et les aptitudes ont dû prendre la plus grande et la première place dans un système, d'après lequel l'homme n'est plus une *intelligence*, mais une volonté *servie par des organes*.

Gall n'a pourtant pas pu négliger les facultés purement intellectuelles, celles qui constituent, dans l'intelligence, ce que l'on appelle l'entendement. Elles avaient été trop longuement et depuis trop longtemps étudiées. Aussi n'avait-il ici qu'à recueillir les matériaux amassés et élaborés par ses devanciers. Il avait à en retrancher plutôt qu'à y ajouter, à resserrer plutôt qu'à étendre, à l'opposé de ce qu'il avait été obligé de faire pour la partie affective ou morale des élémens de sa doctrine.

Tout cela fait, les matériaux psychologiques rassemblés, pondérés, leur degré d'importance reconnu, l'artifice de leur systématisation était tout tracé, ou plutôt il était déjà commencé. Il consistait d'abord à regarder la plupart des manifestations affectives ou morales, telles que l'inquiétude, le désir, la passion, comme des modes d'action directs, c'est-à-dire également affectifs ou moraux des facultés primordiales, puis, à voir dans les manifestations purement intellectuelles, telles que l'attention, la mémoire, le jugement, etc..., des modes d'action communs à toutes les facultés fondamentales : ce qui n'est, comme je l'ai déjà fait remarquer, qu'exprimer, par une personnification, les rapports de succession et de dépendance qui existent entre les diverses manifestations mentales, soit intellectuelles, soit morales, c'est-à-dire entre le penchant, le désir, la passion,

et l'attention, la mémoire, le jugement, d'après l'observation, bien faite, de l'homme considéré dans
son essence, la volonté et l'action. Or, ce que fait ici
la phrénologie, tous les systèmes le font et ne font
pas autre chose : ils classent et formulent les rapports
de succession des faits sur lesquels ils s'exercent ; ils
déduisent des lois, et supposent ou dénomment des
causes ou des forces ; seulement ils le font avec simplicité et sans figures. Mais c'est à l'œuvre, c'est à
l'application qu'il faut les juger, quand ils en sont
susceptibles ; et cette dernière épreuve est celle que le
système de Gall a le moins à redouter, ainsi qu'il
résulte, ce me semble, de la partie de cette doctrine
qui a trait à la raison, à la volonté, au libre arbitre,
aux rapports des hommes entre eux, à l'appréciation
des délits et des peines, et enfin à la perfectibilité
humaine.

Sous tous ces rapports divers, en effet, Gall est
certainement, de tous les philosophes qui ont traité
de ces matières, celui qui s'est le plus approché de
la vérité, et qui l'a fait avec le plus de précision, de
clarté, et dans la forme, en quelque sorte, la plus
palpable. Cela tient, comme je l'ai déjà dit, à la manière dont il a envisagé la psychologie, aux signes et
aux figures dont il s'est servi pour la peindre, à la
prééminence qu'il a donnée au côté affectif et moral
de la pensée sur son côté intellectuel, au caractère
d'innéité des facultés, qu'il a senti, proclamé et démontré mieux que personne, au soin qu'il a pris de
faire voir que ces facultés tout opposées qu'elles sont
souvent les unes aux autres, sinon dans l'harmonie
générale de l'intelligence, au moins dans le but particulier à chacune d'elles, peuvent néanmoins exis-

ter et agir simultanément dans le même individu ; ce qui n'était qu'énoncer en d'autres termes les différences fondamentales et universellement reconnues, des caractères et des affections, suivant le précepte qu'en avait donné Bacon, dans le beau passage que j'ai cité. De là, et de quelques autres vues du même genre, découlaient toutes les opinions de Gall sur le libre arbitre, la volonté, l'éducation, et sur les autres applications de la psychologie à la morale, à la législation et à la politique. Presque tout ce qu'il a dit sur ces matières est vrai, bon et utile, et les développemens dans lesquels il est entré à cet égard, ont fait, ou plutôt font maintenant la fortune de la phrénologie. Mais il s'en faut que tout cela soit aussi nouveau qu'ont l'air de le croire les personnes qui n'ont lu que les ouvrages du fondateur de cette science. J'ai montré ailleurs que la doctrine de la liberté ou de la nécessité morale, quoique exagérée en sens opposé par les partisans des idées innées et par les disciples du sensualisme, avait été restreinte dans des limites raisonnables par un certain nombre de philosophes modernes, et notamment par Collins, qui est, comme le dit Voltaire, un de ceux qui ont le mieux vu et approfondi ce sujet. Mais Gall a donné le mouvement, la vie aux idées de Collins, comme il avait donné le mouvement, la vie à la psychologie de Reid, ou plutôt aux facultés admises par cet écrivain. Il les a fait descendre, des hauteurs de la science, dans le champ de la pratique et de la vie usuelle, et c'est par suite de cette sorte d'infusion des doctrines de Gall dans la société actuelle, qu'un criminaliste moderne a pu dire, il y a plus de quinze ans : « Nos lois » pénales sont à mille siècles de l'époque où nous

» vivons. Pour faire sentir la nécessité de les graduer
» sur une meilleure échelle, il faudrait montrer les
» causes, quelquefois lentes, quelquefois rapides,
» qui entraînent au vice, et qui font faire, dans le
» mal, des progrès si souvent effrayans; il faudrait
» encore, en se fondant sur l'expérience et l'étude
» approfondie du cœur humain, présenter une théo-
» rie simple et claire des probabilités en matière de
» crime : il faudrait, enfin, habituer les esprits à
» considérer un criminel, moins comme un être qui
» mérite d'être cruellement puni, que comme un
» homme atteint d'une maladie morale, et qu'il faut
» guérir, que comme un homme le plus souvent di-
» gne de pitié, qu'il faut corriger et rendre meil-
» leur (1). »

_____

(1) Bérenger, *De la Justice criminelle en France*, avant-
propos, page iij.

Cet espoir de *guérir* des *coupables*, est un sentiment res-
pectable et encourageant, mais qui, dans l'état actuel des
choses, n'est malheureusement que bien peu fondé. Il n'y
a pas de cœur honnête qui ne l'ait eu, en entrant, pour
la première fois, dans nos prisons, et qui ne l'y ait laissé,
après les avoir fréquentées quelque temps.

QUATRIÈME SECTION.

COROLLAIRES GÉNÉRAUX

SUR

LA SIGNIFICATION ET LA VALEUR DES SYSTÈMES DE
PSYCHOLOGIE EN GÉNÉRAL, ET DE CELUI DE
GALL EN PARTICULIER.

Arrivé au terme de cet ouvrage, et avant de
répondre, par des corollaires généraux, au double
titre que je lui ai donné, je veux jeter un dernier
regard sur la route que j'ai parcourue, et sur les
objets importans que j'ai cherché à y signaler; je
veux revenir, en quelques mots, sur des développemens et des preuves, qu'il n'a pas dépendu de moi

d'abréger davantage, mais dont je puis maintenant n'exprimer que la substance et le fond.

1° J'ai commencé par déterminer, dans ses extrêmes limites et dans toutes ses parties principales le champ d'observation de la psychologie ; et j'ai fait voir que, pour grouper et représenter les faits de diverses sortes qui composent ce vaste domaine, toujours plusieurs facultés avaient été admises, en vertu d'une nécessité de notre esprit qui divise ses pensées comme nos sens les objets extérieurs, et de cette division infère des pouvoirs distincts.

2° J'ai dit que les facultés avaient souvent été considérées comme des êtres, des substances, des *matières métaphysiques* (1) ; mais qu'elles ne sont que des *Puissances*, et presque que des notions nécessaires, représentées par des termes généraux, par des *mots*, essentiellement indéterminés.

3° J'ai fait voir que les facultés qui, pendant longtemps, avaient été presque les seules reconnues, sont les facultés de l'entendement proprement dit, et que les faits, qui doivent servir de base aux facultés réelles ou actives, avaient été rejetés du domaine de la psychologie pure ; et j'ai dit pourquoi cela avait eu lieu ainsi.

4° J'ai montré comment, en ne tenant compte que des facultés de l'entendement, c'est-à-dire des sens et de la raison, on devait nécessairement arriver à con-

(1) Cette expression contradictoire est de Descartes (*Méditations*. Réponses aux troisièmes objections. Objection deuxième, page 200 du texte français, en 1 vol. in-4°).

clure, ou que toutes nos facultés dérivent de la sensation, ou qu'il existe, non pas des facultés, mais des idées
innées. J'ai prouvé ainsi, que la question de l'innéité
des facultés n'avait pas pu être comprise, mais que,
pourtant, elle avait été pressentie, avant même
qu'on eût fait entrer formellement, dans la psychologie, la partie instinctive, affective et passionnée de
la pensée.

J'ai fait voir que cette innéité des facultés n'avait
pu être proclamée que lorsque le champ de la science
eût été embrassé tout entier, et que cette période
commence surtout aux travaux de Shaftesbury, de
Hutcheson, de Hume, de Reimarus, de Reid et de
D. Stewart, mais surtout à ceux de Hutcheson et de
Reid. J'ai ajouté qu'alors seulement la question de
la raison, du libre arbitre et de la volonté, qui, jusque-là, avait été résolue d'une manèire, ou trop absolue, ou trop restreinte, avait pu être abordée
comme il convient, et resserrée dans ses vraies limites

5° J'ai dit que les travaux de Gall avaient encore
mieux que ceux de Hutcheson et de Reid, marqué
la prééminence des facultés actives et morales de
l'homme, et que c'est là ce que son système exprime
d'une manière ingénieuse, quand il regarde ces dernières, comme des modes ou des degrés d'action
des facultés affectives.

6° J'ai montré enfin que, de cette manière plus
vraie d'envisager l'intelligence humaine, avaient dû
découler, et avaient découlé en effet, une théorie
aussi plus exacte de la raison, de la liberté, et de la
volonté, et des applications, tout à fait pratiques,
de cette théorie, à l'éducation, à la législation, à la
pénalité, etc.

26.

Voici maintenant les corollaires généraux qui me paraissent découler tout naturellement de ces différens points de discussion.

I. L'homme, dont la curiosité est innée, et qui étend ce sentiment à l'étude de toute la nature (1), l'homme veut surtout se connaître, et dans ce qui le constitue essentiellement, dans sa pensée. Il veut pouvoir se diriger lui-même, dans le double intérêt de sa moralité et de son bien-être ; et il veut, en outre, pouvoir agir sur les autres hommes, ou prévoir, mettre à profit, neutraliser leur action sur lui.

II. Mais, pour que cette connaissance de soi-même soit complète, et que son manque de compréhension et d'harmonie ne donne pas lieu à des erreurs; qui seraient peu importantes si elles n'étaient que spéculatives, il ne faut pas que l'homme limite cette étude à l'époque seulement adulte de sa vie ; il faut encore de toute nécessité, qu'il s'envisage aux différentes périodes de son existence, et qu'il joigne à ces considérations successives, tout ce qui peut les éclairer et les rendre complètes, c'est-à-dire qu'il lui faudra se livrer à l'étude comparée de la sensibilité et de la raison, dans la série des espèces animales, dans celle des races humaines, dans les maladies mentales, et dans les autres points de ce qui constitue le vaste domaine ou le champ d'observation de la psychologie. C'est comme cela seulement que l'homme connaîtra complétement les différens ordres de faits qui constituent sa pensée, faits instinctifs, faits de sensation interne et externe, faits intellec-

---

(1) Vico. *Scienza nuova*, lib I, De gli Elementi, xxxix.

tuels. C'est comme cela, qu'il s'instruira de leurs
rapports de développement, de succession, de génération, de prééminence ; comme cela qu'il appren-
dra que, sous ces divers points de vue, l'instinct,
secondé par les sens, ne l'emporte que trop souvent
sur la raison, mais qu'il est quelquefois vaincu par
elle ; comme cela, enfin, qu'il rectifiera, d'après
cette connaissance, des théories trop absolues ou trop
restreintes, du libre arbitre et de la volonté.

III. Si l'homme pouvait apercevoir, dans chacun
des faits isolés de son intelligence, et l'individualité
tout entière de ce fait, et ses rapports de toutes
sortes ; s'il pouvait saisir tout ce qui se passe en lui,
chaque fois qu'il sent, raisonnne et veut, il n'aurait
besoin d'aucun art pour considérer tous ces faits sous
leurs diverses faces, pour les diviser, les grouper,
les classer ; ou plutôt, tout cet art même, il ne le
concevrait pas ; et, en ne voyant, dans sa pensée,
que des faits individuels, il verrait mieux et plus qu'il
ne voit, maintenant que son esprit est surchargé
de ce qu'il appelle des notions générales. Mais il n'en
est point ainsi : l'homme n'a pas tant de pouvoir ; et
il faut qu'il fasse, pour les phénomènes de son intelligence, ce qu'il fait, et plus encore qu'il ne fait, pour
ceux du monde soumis à l'action de ses sens. Il faut
qu'il divise, classe, dénomme ; qu'il crée des abstractions, des termes généraux ; qu'il suppose des
pouvoirs, des forces, des facultés, pour expliquer les
faits dont il a la conscience ; il faut, en un mot, qu'il
fonde des systèmes de psychologie : sa connaissance
de soi-même est à ce prix. Mais tout cet appareil de
science, bien loin d'être, pour lui, un titre d'orgueil,
ou un motif de sécurité, n'est qu'une preuve de sa

faiblesse, et un témoignage des erreurs, contre lesquelles il faut qu'il se prémunisse.

IV. Une faculté, il me faut le répéter une dernière fois, c'est le *pouvoir* qu'a l'homme, d'éprouver
un besoin, un appétit, un sentiment, une affection,
une passion, une impulsion, enfin, à des actes moraux ou intellectuels. Résultat d'une déduction nécessaire, sa notion n'est pas autre chose, ce n'est
surtout rien de plus matériel, ni de plus déterminé.

L'ensemble des facultés et de leurs rapports, ou,
en d'autres termes, un système de psychologie, devant représenter tous les faits de l'intelligence, depuis le sentiment le plus obscur jusqu'au fait de conscience le plus élevé et le plus complexe, il sera
convenable de le faire descendre jusqu'aux mouvemens instinctifs et aux besoins, dont l'exercice et la
satisfaction donnent lieu, au moins, au sentiment de
l'existence ; par exemple jusqu'aux instincts mécaniques de Reimarus, et aux principes mécaniques
d'action de Reid. Il est inutile d'ajouter que, quelle
que soit la systématisation qu'on adopte, il sera nécessaire de remonter, d'une part, jusqu'au sens
moral ou à la conscience, d'autre part, jusqu'au jugement et au raisonnement.

Pour ce qui est des détails du système, on sent
bien qu'il ne saurait plus être question de reproduire
les facultés ordinaires des écoles, et que, pour le moment, il ne s'agit que de choisir entre le système de
l'école écossaise ou de Reid, et celui de Gall ou de
Spurzheim ; ou plutôt qu'il serait convenable de les
rectifier, de les compléter l'un par l'autre, en se disant bien toutefois, qu'on ne peut arriver, à cet égard,

qu'à des approximations plus ou moins exactes, et
non point à une distinction absolue et invariable ; ce
qui est fâcheux, sans doute, sous le rapport scientifique, mais ce qui, sous le rapport pratique, est assez
indifférent. On sent bien encore que , quel que soit
celui de ces deux systèmes auquel on s'arrête, et les
modifications qu'on y apporte, dans l'un comme dans
l'autre il n'est pas possible de ne pas tenir compte ,
et un grand compte , des facultés intellectuelles proprement dites, de l'attention, de la mémoire , de
l'imagination, du jugement et du raisonnement. Mais
la manière dont Gall a rattaché ces facultés, aussi
bien que les désirs et les passions, aux facultés primordiales de son système , est plus ingénieuse , plus
vivante, représente ou peint mieux les faits que toute
autre ; quoique, en définitive, regarder ces désirs,
ces passions, ces facultés de l'entendement pur, comme
des modes d'action des facultés primordiales , soit
en faire des facultés de facultés; ce qui serait, suivant
la remarque de Locke (1), une expression essentiellement vicieuse, si elle était prise au pied de la lettre ,
et autrement que comme représentant figurément et
avec bonheur, la dépendance réciproque des deux
ordres de faits de la pensée, et la prééminence de ses
faits affectifs.

V. Ce n'est, au reste , qu'en regardant comme les
vraies facultés primitives de l'intelligence humaine,
les sens internes de Shaftesbury et de Hutcheson,
les facultés actives de Reid et de D. Stewart, les
facultés affectives de Gall et de la phrénologie; ce

(1) *Essai philosophique*, liv, II, ch. XXI.

n'est qu'en admettant leur innéité, c'est-à-dire
leur indépendance originelle de l'action des objets
extérieurs ; ce n'est qu'en reconnaissant leur diversité, leur opposition dans le même individu, la
grande puissance des facultés affectives chez la plupart des hommes ; ce n'est, dis-je, qu'en tenant
compte de tout cela, qu'il sera possible d'établir avec
vérité, une théorie, tout à la fois scientifique et
appliquée, des aptitudes naturelles, de la raison, du
libre arbitre et de la volonté. Cette théorie donnera
des bases plus sûres à l'éducation, en lui croyant
moins de puissance, et en lui accordant plus de
variété. Elle restreindra la liberté morale dans de
justes limites, parce qu'elle tiendra compte de tous les
motifs de détermination. Enfin elle aura pour résultat
de rendre plus douces et plus indulgentes les relations
des hommes entre eux, et de conduire à une justice
moins égale et *plus juste* dans l'appréciation des
délits, et dans l'application des peines ; sans confondre, pour cela, le vice et le crime avec l'erreur
et la folie, et sans laisser la société désarmée contre une opposition éclairée et coupable, à des lois
fondées sur la connaissance des facultés naturelles
de l'homme.

VI. Dans cet état, où l'ont successivement amenée
les rectifications et les additions des systèmes modernes, et surtout de ceux de l'école écossaise et de
la phrénologie, la psychologie semble désormais aussi
complète, aussi harmonique que possible dans sa
compréhension générale, c'est-à-dire dans les différens ordres, les différens genres et les principales
espèces de facultés qu'elle admet ; et, en outre, par
le caractère d'innéité qu'elle reconnaît à ces facultés,

elle fournit des bases vraies et suffisantes aux diverses théories de philosophie pratique, dont j'ai déjà si souvent parlé. Mais, sous le rapport de la rigueur scientifique des détails, et même de certaines parties de l'ensemble, il y aura plus tard, à coup sûr, quelque chose de plus à faire, que ce qui existe maintenant. Non-seulement il faudra opérer des remaniemens, des additions, des réductions dans les diverses espèces des facultés actives ou primordiales, mais encore il sera nécessaire de retravailler, relativement à ces dernières, la systématisation des facultés intellectuelles proprement dites, ou modes d'action des facultés primitives. On sera convaincu de cela tout d'abord, si l'on remarque que, parmi les facultés de l'entendement, la mémoire se confond véritablement avec les différentes facultés perceptives, auxquelles Gall lui-même a donné le nom de sens ou de mémoire des lieux, des choses et des personnes ; que l'imagination, dont le domaine est si vague et si étendu dans les systèmes de l'école écossaise, n'est guère autre chose, dans celui de Gall et de Spurzheim, que le talent poétique et l'idéalité ; que le jugement et le raisonnement se confondent avec l'esprit de comparaison et celui de causalité; et que cette dernière faculté, qui couronne la hiérarchie phréno-logique, n'est, au fond, que l'instinct de curiosité ou le désir de connaissance, qui commence, ou à peu près, la systématisation de Hutcheson et de Reid. Ces considérations, et beaucoup d'autres du même genre, montrent évidemment que les travaux de l'école écossaise et de la phrénologie ne sont que des pierres d'attente, pour l'érection d'un système plus rigoureux de psychologie qu'il faudra édifier plus

tard ; système qui ne sera, comme on le voit, ni sans
intérêt, ni même sans nouveauté ; mais qui exigera ,
entr'autres difficultés, les observations de psychologie comparée, les plus variées et les plus exactes., et
une rigueur de déduction qui n'accorde aux mots ,
que la place et la valeur indispensables.

En attendant, et dans l'état actuel des choses, la
psychologie a réellement autant de têtes de chapitre
qu'il lui en faut pour l'étude ou l'exposition de tous
les faits de son domaine, et surtout elle a acquis
toute la vérité nécessaire, pour la connexion à établir
entre ses théories pratiques et le mouvement de la
société. Il ne lui manquerait véritablement que de
pouvoir, comme c'est la prétention de la phrénologie , juger de l'intérieur par l'extérieur, prévoir, par
les formes de l'encéphale, les aptitudes ou les facultés. Mais, à part même toute autre considération
tirée de l'observation seule, le manque de détermination absolue de ces dernières montre ce qu'il faut
penser de la valeur de cette prétention, sur laquelle,
du reste, il me faudra revenir dans un autre ouvrage.

VII. Mais si la psychologie moderne a toute raison
de se prévaloir des progrès réels, que doit, à ses
travaux, la théorie de l'homme moral et actif, et de
l'harmonie qu'ils ont mise dans l'ensemble de ses
facultés, elle aurait tort de s'attribuer la même valeur sous le rapport pratique, et de croire que la société attendait ses formules, pour quitter la voie où
elle marchait, et entrer dans une voie nouvelle. Sans
doute , jusqu'à Hutcheson, Reid et Gall, les livres
de philosophie , et surtout les systèmes proprement
dits de psychologie, n'eussent pu être d'une grande

utilité à l'homme qui eût voulu y prendre la connaissance de sa nature affective et morale, et y puiser
des règles de conduite, pour lui-même ou pour son
prochain. Il n'y eût presque jamais trouvé encore que
les facultés des écoles, une liberté trop absolue,
une volonté trop éclairée et trop calme; et il n'y a
rien, dans tout cela, qui puisse servir beaucoup soit
à juger, soit à diriger l'homme de la nature et de
la société. Mais croit-on que, pour se juger, se conduire soi-même, pour juger et conduire les autres,
que, pour donner des bases à l'éducation, à la morale, à la législation civile, criminelle, politique,
aux droits des citoyens et des nations; croit-on que,
pour tout cela, on se soit jamais adressé à la psychologie des écoles, à l'attention, à l'imagination, à la
mémoire, au jugement etc., etc.? A cet égard, le
sens commun était plus avancé que la science, la société que la philosophie. La société, le genre humain
ont toujours fait ce qu'ils font encore, et ce qu'ils
continueront à faire : ils ont agi, ils ont donné des
préceptes d'éducation et d'action, ils ont créé des
lois, des institutions, comme ils ont fait, comme ils
font tout le reste, par besoin, par instinct, par sentiment, par affection, par passion; et c'est là, à coup
sûr, un point de vue dont Reid, et surtout la phrénologie, ne contesteront pas la vérité. Qu'est-ce donc
que Reid et la phrénologie sont venus faire, l'un et
l'autre, pour les intérêts de la société? Ils sont
venus lui dire, comme le maître de philosophie à
M. Jourdain, ce que, depuis des milliers d'années,
elle faisait, sans beaucoup le savoir : ils lui ont mis
le miroir devant les yeux; et dans le fait, les systèmes
de psychologie ne sauraient être que cela, un mi-

27

roir (1); mais un miroir exact, qui doit reproduire tout ce qui est, rien que ce qui est, et la tâche est encore assez dificile.

Que dire, après cela, des prétentions de la nouvelle doctrine? Elle vient proclamer une théorie toute nouvelle de l'homme moral et intellectuel, quand tout cela était déjà fait en grande partie, par Hume, par Hutcheson, par Reid et par D. Stewart; introduire une réforme radicale dans l'éducation, dans la morale, dans la législation et presque dans la politique, quand l'éducation, la morale, la législation, la politique marchent bien sans la philosophie, et souvent même à l'opposé de ses préceptes; revendiquer, pour ses seuls principes, le progrès et l'amélioration de l'humanité, quand l'humanité s'améliore, *progresse* d'elle-même, en vertu d'une marche fatale, qui briserait et Gall et Saint-Simon, et tous ceux qui, après avoir bourdonné sur le timon du char, seraient tentés de se placer sous sa roue, pour en arrêter le mouvement.

Toutefois, je ne veux rien exagérer, et, après avoir montré que la philosophie et la psychologie, quel que soit leur degré de vérité scientifique, qui est tout de leur fait, et dont il est juste de leur attribuer tout l'honneur, s'abusent étrangement dans la portée qu'elles se supposent sous le rapport moral et directeur, je conviendrai volontiers que, si elles re-

(1) D'Alembert, *Discours préliminaire de l'Encyclopédie*, dans le tome 1 des *Mélanges de Littérature, d'Histoire et de Philosophie*. 4 vol. in-12, 1759, page 142 de ce tome.

présentent bien, tel qu'il est, l'homme tout entier,
et surtout son côté actif, elles peuvent, par les formules qu'elles déduisent de leurs théories, et par les
signes qu'elles fournissent à l'esprit, augmenter les
forces de l'humanité, et favoriser sa tendance naturelle et invincible à connaître la vérité, et accroître
sa moralité et son bonheur. Ce résultat, dans quelques limites qu'on veuille le restreindre, est encore
assez beau pour que la philosophie, même la plus
exigeante, puisse s'en contenter, et c'est là l'expression dernière de la signification et de la valeur des
systèmes de psychologie en général, et de celui de
Gall en particulier.

FIN.

1. *TABLEAU Comparatif des Facultés actives, ou fondamentales, dans les Systèmes de* **HUTCHESON** *et de* **GALL.**

SYSTÈME DE HUTCHESON. [1740].	SYSTÈME DE GALL. [1810].
1. Principe d'activité.	1. Propagation.
2. Faim.	2. Amour de la progéni-
3. Soif.	ture.
4. Plaisir sexuel.	3. Attachement, Amitié.
5. Amour conjugal.	4. Rixe, Défense de soi-
6. Amour paternel.	même.
7. Sociabilité.	5. Meurtre.
8. Amour des richesses.	6. Ruse.
9. Désir de la puissance.	7. Vol, Instinct de la pro-
10. Désir de la réputation.	priété.
11. Colère.	8. Orgueil.
12. Envie.	9. Vanité.
13. Indignation.	10. Circonspection.
14. Pitié.	11. Mémoire des choses,
15. Compassion.	Éducabilité.
16. Reconnaissance.	12. Mémoire des lieux.
17. Vénération. — Religion naturelle.	13. Mémoire des personnes.
18. Honneur, Décence, Di- gnité.	14. Mémoire des mots.
19. Bienveillance univer- selle.	15. Sens du Langage et de la Parole.
20. Sens moral, ou Justice. Conscience.	16. Sens des Couleurs.
21. Curiosité.	17. Sens de la Musique.
22. Imitation.	18. Sens des Nombres.
23. Grandeur et Nouveauté.	19. Sens des Mécaniques.
24. Beauté.	20. Sagacité comparative.
25. Dessin.	21. Esprit métaphysique.
26. Harmonie, Musique.	22. Esprit caustique.
	23. Talent poétique.
	24. Bienveillance.
	25. Mimique.
	26. Théosophie.
	27. Fermeté.

SYSTÈME DE REID. [1780].	SYSTÈME DE LA PHRÉNOLOGIE, OU DE SPURZHEIM. [1830].
I. FACULTÉS ACTIVES. I. PRINCIPES MÉCANIQUES D'ACTION. § I. *Instincts.* Alimentation (mouvemens relatifs à l'). Respiration (mouvemens relatifs à la). Équilibre, etc. (mouvemens relatifs à l'). 1. Imitation. Croyance ? § II. *Habitude.* 2 Langage articulé, art oratoire, etc. II. PRINCIPES ANIMAUX D'ACTION. § I. *Appétits.* 3. Faim. 4. Soif. 5. Appétit du sexe. 6. Principe d'activité. Appétits factices, pour le tabac, etc. § 2. *Désirs.* 7. Pouvoir (désir du). 8. Estime (désir d'). 9. Connaissance (désir de). Désirs factices, de l'argent, etc. § 3. *Affections.* I. Affections bienveillantes. 10. Affections paternelle, maternelle et de famille. 11. Reconnaissance. 12. Pitié. 13. Estime pour la sagesse et la bonté. 14. Amitié. 15. Amour. 16. Esprit public.	**ORDRE PREMIER.** FACULTÉS AFFECTIVES. GENRE I. — *Penchans.* × Alimentivité. 1. Amativité. 2. Philogéniture. 3. Habitativité. 4. Affectionivité. 5. Combativité. 6. Destructivité. 7. Secrétivité. 8. Acquisivité. 9. Constructivité. GENRE II. — *Sentimens.* 10. Estime de soi. 11. Approbativité. 12. Circonspection. 13. Bienveillance. 14. Vénération. 15. Fermeté. 16. Conscienciosité.

III. *TABLEAU combiné et provisoire des* FA-
CULTÉS ACTIVES *et* FONDAMENTALES , *admises*
par **REID** *et par* **SPURZHEIM.**

ORDRE I.

FACULTÉS AFFECTIVES ET MORALES.

GENRE I.

BESOINS.

1. Respiration.
2. Alimentation. — Faim et Soif.
3. Exonérations , Excrétions ?
4. Mouvemens involontaires et Besoin d'activité.

GENRE II.

INSTINCTS.

5. Amour physique.
6. Amour des enfans.
7. Attachement.
8. Rixe, Courage.
9. Destruction.
10. Ruse. (Prudence) ?

11. Propriété.
12. Construction.
13. Imitation.

GENRE III.

SENTIMENS.

14. Curiosité, ou Causalité.
15. Croyance.
16. Estime de soi, (Vanité).
17. Prudence , (Ruse).
18. Causticité.
19. Ambition.
20. Fermeté.
21. Modestie, Pudeur.
22. Reconnaissance.
23. Bienveillance.
24. Justice.
25. Vénération.

SYSTÈME DE REID. [1780].	SYSTÈME DE LA PHRÉNLO-GIE, OU DE SPURZHEIM. [1830].
II. Affections malveillantes. 17. Émulation. 18. Ressentiment ou Colère. III. PRINCIPES RATIONNELS D'ACTION. 19. Intérêt bien entendu. 20. Sens du devoir.	17. Espérance. 18. Merveillosité. 19. Idéalité. 20. Gaieté. 21. Imitation.
II. FACULTÉS INTELLECTUELLES.	**ORDRE II.** FACULTÉS INTELLECTUELLES.
I.	GENRE I. *Sens extérieurs.*
Les cinq Sens et les Facultés perceptives qui s'y rapportent.	Mouvement volontaire. Toucher. Goût. Odorat. Ouïe. Vue.
II.	GENRE II. *Facultés perceptives.*

La Conception, ou Imagination.
Le Goût et ses trois objets :
    La Nouveauté,
    La Grandeur,
    La Beauté.
	22. Individualité.
	23. Configuration.
	24. Étendue.
	25. Pesanteur.
	26. Coloris.
	27. Localité.
	28. Calcul.
	29. Ordre.
	30. Eventualité.
	31. Temps.
	32. Tons.
	33. Langage.

III.	GENRE III. *Facultés réflectives.*
Le Jugement et le Raisonnement.	34. Comparaison. 35. Causalité.

ORDRE II.

FACULTÉS INTELLECTUELLES.

GENRE I.

SENS EXTÉRIEURS, OU FACULTÉS PERCEPTIVES *Immédiates.*

26. Mouvement volontaire.
27. Toucher.
28. Goût.
29. Odorat.
30. Ouïe.
31. Vue.

GENRE II.

FACULTÉS PERCEPTIVES *Médiates.*

32. Individualité et Configuration.
33. Etendue.
34. Pesanteur.

35. Localité.
36. Calcul.
37. Ordre.
38. Eventualité.
39. Temps.
40. Tons.
41. Langage.
42. Idéalité ou Imagination

GENRE III.

FACULTÉS RÉFLECTIVES.

43. Comparaison (Imagination, Jugement et Raisonnement).
44. Causalité (Instinct de Curiosité, Jugement, Raisonnement, Abstraction).

TABLE DES MATIERES.

PREMIÈRE PARTIE.

EXAMEN DE LA SIGNIFICATION ET DE LA
VALEUR DES SYSTÈMES DE PSYCHOLOGIE
EN GÉNÉRAL.

PREMIÈRE SECTION.

CONSIDÉRATIONS PRÉLIMINAIRES.

CHAPITRE PREMIER.

CHAPITRE II.

CHAPITRE III.

—

DEUXIÈME SECTION.

PARTIE THÉORIQUE DES SYSTÈMES DE PSYCHOLOGIE.

CHAPITRE PREMIER.

CHAPITRE II.

PREMIÈRE SECTION.

PARTIE THÉORIQUE DU SYSTÈME DE **GALL** ET DE
LA PHRÉNOLOGIE.

CHAPITRE PREMIER.

CHAPITRE II.

DES FACULTÉS PRIMORDIALES EN PARTICULIER.

ORDRE Ier.

Facultés affectives.

ORDRE II.

Facultés intellectuelles.

CHAPITRE III.

DES MANIÈRES D'ÊTRE OU D'AGIR, AFFECTIVES ET IN-
TELLECTUELLES, DES FACULTÉS PRIMORDIALES.

I.

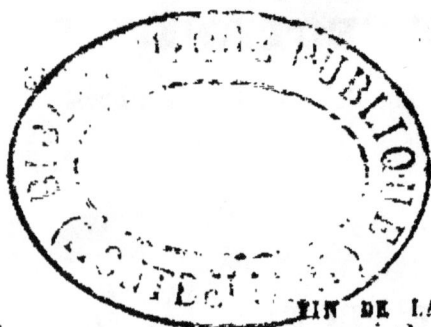

FIN DE LA TABLE.

www.ingramcontent.com/pod-product-compliance
Lightning Source LLC
Chambersburg PA
CBHW060402200326

41518CB00009B/1226